HEYNE BÜCHER

Josef Neumayer

Johanniskraut

Gesund und gelassen mit der wiederentdeckten Heilpflanze

Originalausgabe

WILHELM HEYNE VERLAG
MÜNCHEN

48/15

Umwelthinweis:
Dieses Buch wurde auf
chlor- und säurefreiem Papier gedruckt.

2. Auflage

Printed in Germany 1998
Redaktion: Christine Proske
Konzeption und Realisation:
Christine Proske (Ariadne Buchkonzeption, München)
Umschlagillustration: Lavendelfoto, Hamburg
Umschlaggestaltung: Atelier Adolf Bachmann, Reischach
Satz: DTP/Walleitner
Druck und Bindung: Presse-Druck Augsburg

ISBN 3-453-14196-2

Inhalt

Vorwort

Wir leben in einer Zeit, in der das Wissen unserer Vorfahren wieder verstärkt zum Gegenstand moderner wissenschaftlicher Forschungen wird. So erfreulich diese Tatsache auch sein mag, so betrüblich ist der Grund hierfür. Der Anlaß für die Kehrtwendung in der naturwissenschaftlichen Forschungsarbeit ist leider nicht ein verändertes Bewußtsein der Wissenschaftler in bezug auf ganzheitliche und natürliche Heilmethoden. Vielmehr wurzelt dieses Vorgehen im schwindenden Vertrauen der Patienten in die Schulmedizin. Erst der Ruf der Patienten nach schonenden und natürlichen Heilverfahren hat auch bei den »Halbgöttern in weiß« erste Bedenken an den bestehenden Therapiekonzepten aufkeimen lassen. Nachdem die schulmedizinische Behandlung von Krankheiten ohnehin nicht immer von dem Erfolg gekrönt ist, den die Pharmaindustrie den Ärzten und Patienten vorgaukeln will, kann man sich nun getrost einfacheren, billigeren und vor allem seit Jahrhunderten bewährten Naturheilmitteln zuwenden. Zurück zur Natur oder »back to the roots« lautet daher die Devise. Und obwohl die Natur ihre Geheimnisse noch lange nicht alle preisgegeben hat, scheint man sich heute daran nicht mehr allzusehr zu stören.

Schließlich gilt: Wer heilt, hat recht. Und so mehren sich die Stimmen aus dem Lager der Wissenschaft, daß die Wirkung der Heilpflanzen wohl auf komplexe, sich dem sezierenden Forschergeist verbergende Mechanismen zurückzuführen sein müsse.

Obwohl diese Erkenntnis auf alle Naturheilmittel und Naturheilverfahren zutrifft, möchte ich dieses Buch dennoch einer ganz besonderen Pflanze, dem Johanniskraut, widmen. Daß das seit Jahrtausenden in der Volksheilkunde bekannte Gewächs gerade in diesen Tagen so ins Gespräch kommt, hat mehrere Gründe. Die Evolution des menschlichen Geistes unterliegt dem Gesetz von Raum und Zeit. Daß dies so ist, bestätigt uns jegliches Leben – vom Einzeller über Pflanze und Tier bis hin zum Menschen. Jeglicher Fortschritt, jede Entwicklung hat seine ureigene Zeit. Unsere Gegenwart ist von Konsum, Überfluß und Unzufriedenheit geprägt. Und so zeigt sich auch die Art der Krankheiten unter diesem Aspekt. Fehlte es den Menschen in der Vergangenheit an Hygiene und materiellen Gütern, was sich in Seuchen und anderen körperlichen Gebrechen widerspiegelte, so mangelt es der Menschheit heute an geistigen Inhalten und moralischen Werten. Dieser Mangel bahnt sich über den Umweg entsprechender Krankheitsbilder wie Depressionen, Psychosen oder den sogenannten psychosomatischen Erkrankungen den Weg ins menschliche Bewußtsein. Da aber mit jedem Problem, sprich mit jeder Krankheit, gleichzeitig die Lösung, sprich die Heilung, bereits im Ansatz latent vorhanden ist, verwundert es nicht, daß immer mehr klinische Prüfungen die Wirksamkeit des Johanniskrauts für vielerlei Alltagsbeschwerden bestätigen.

Eines bleibt bei all dem jedoch zu bedenken: Jede Arznei, ob natürlich oder chemisch, kann nur die Tür zum Heilungsprozeß öffnen. Es liegt nicht in der Macht des Therapeuten oder der Arznei, daß eine Verbesserung des Zustandes erreicht wird, sondern einzig und allein an der Bereitschaft des Betroffenen, die Tür zu durchschreiten und seinen Weg zu gehen.

In diesem Buch können Sie den Schlüssel zu Ihrer Tür finden. Aufsperren müssen Sie jedoch selbst.

Allgemeines zur Phytotherapie

Die Pflanzenheilkunde ist eine der ältesten Behandlungsformen. In einigen Klostergärten werden heute noch Heilpflanzenkulturen ähnlich denen des Mittelalters angebaut. Karl der Große war maßgeblich für die Kultivierung der Heilpflanzen in den Klostergärten verantwortlich.

Um vom Handel mit den arabischen Ländern möglichst unabhängig zu bleiben, verpflichtete er die Klöster dazu, Heilpflanzen im großen Stil anzubauen. So war die Ausübung der Heilkunde für lange Zeit der Geistlichkeit überlassen. Die dem Benediktinerorden zugehörige Äbtissin Hildegard von Bingen (1098-1179) sowie Albertus Magnus (ca. 1200-1280) sind zwei der bekanntesten Heilkundigen dieser Epoche.

Die Heilkunde wird weltlich

Erst später mit der Gründung von allgemein zugänglichen Ausbildungsstätten wurde die Ausübung der Heilkunst zunehmend in weltliche Hände gelegt. Dieses Wissen überliefern uns die großen Pflanzenbüchern wie zum Beispiel das von Johann Theodor Tabernaemontanus (1520-1590). Dieses Werk beschreibt ausführlich Tausende von Heilpflanzen und ihre Einsatzmöglichkeiten.

Während sich die Volksmedizin mit der ganzen Pflanze oder zumindest mit ihren komplexen Teilen beschäftigte, verlagerte sich das Interesse der Wissenschaftler immer mehr auf die Isolation einzelner Wirkstoffe, die aus den Pflanzen extrahiert wurden.

Vom Allgemeinen zum Speziellen und zurück

Im Gegensatz zu den isolierten chemischen Substanzen der synthetischen Medikamente enthalten Pflanzen eine komplexe Anzahl von nachweislich wirksamen und scheinbar unwirksamen Inhaltsstoffen, die in ihren einzelnen Wirkungen sowie in der Wechselwirkung untereinander nur schwer zu beschreiben sind. Oft liegt aber gerade in dieser Komplexität das Geheimnis. Dies zeigt sich zum Beispiel am Johanniskraut (Hypericum perforatum). In mehreren Studien konnte die positive Wirkung auf depressive Verstimmungszustände nachgewiesen werden, obwohl vom pharmakologischen Standpunkt der Mechanismus noch nicht in allen Einzelheiten nachvollzogen werden kann.

Die Analyse der Pflanze offenbart lediglich ätherische Öle, Gerbstoffe, Flavonoide, Hypericin, Pseudohypericin, Hyperforin, Bitterstoffe und andere in sehr geringen Mengen vorkommende Inhaltsstoffe. Werden die bekannten therapeutischen Substanzen aus der Pflanze isoliert und auch isoliert verordnet, unterbleibt der heilende Effekt. Man muß entweder davon ausgehen, daß erst das Zusammenspiel aller Substanzen die therapeutische Wirkung verursacht oder daß neben den bekannten Substanzen noch andere Strukturen beziehungsweise geistige Inhalte tätig werden, die sich den plumpen Meßwerkzeugen der modernen Wissenschaft entziehen. Vielleicht heilt ja auch der Geist der Pflanze, der sich, wie auch der menschliche Geist, nicht messen läßt.

Wie dem auch sei, die Pflanzentherapie kann im Laufe der Jahrtausende Heilerfolge aufweisen, die man nicht mit einem Handstreich zunichte machen darf, nur weil die Wissenschaft noch nicht in der Lage ist, deren Hintergründe zu beweisen.

Nicht zweimal den gleichen Fehler machen

Aber warum sollte die Wissenschaft von heute den Irrtum von gestern noch einmal wiederholen? Die moderne Medizin von heute darf nicht auf den Erfahrungsschatz der Volks- und Naturmedizin verzichten oder ihn gar belächeln. Gerade Erfahrungen, die von Eltern an ihre Kinder und von Arzt zu Arzt weitergegeben wurden, verdienen Respekt und Anerkennung.

Einleitung

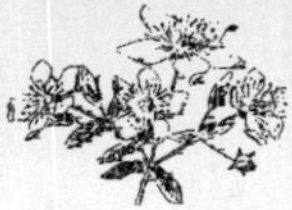

Die Errungenschaften unserer hochtechnisierten Gesellschaft hatten ursprünglich allesamt zum Ziel, die Menschheit von lästigen Alltagspflichten zu befreien und Krankheiten und Leiden auszumerzen, um das Paradies auf Erden zu schaffen. Das Resultat dieser Bemühungen sieht allerdings sehr kläglich aus. Gerade in den letzten ein- bis zweihundert Jahren sind dem wissenschaftlichen Denken viele alte und bewährte Weisheiten zum Opfer gefallen. Um so erstaunlicher ist es, daß dies in der Heilkunde trotz intensivster Bemühungen nicht gelingen wollte. Die Pflanzenheilkunde genießt heute in der Bevölkerung mindestens das gleiche Ansehen, wie dies bereits vor Tausenden von Jahren der Fall war. Das erste Heilpflanzenbuch wurde etwa 3 700 v. Chr. vom chinesichen Kaiser Shen-neng verfaßt. Das uns überlieferte Wissen entspringt allerdings eher dem griechischen und römischen Kulturkreis. Über die mittelalterlichen Klostergärten gelangte das Wissen um die Heilkräfte der Pflanzen bis in die Neuzeit.

Die therapeutische Wirksamkeit des Johanniskrauts wurde erstmalig von Plinius (23-79 n. Chr.) in seinem Werk »Historia Naturalis« erwähnt. Er schrieb der Pflanze eine lindernde Wirkung bei Verbrennungen zu. Mit der Zeit kamen weitere Anwendungsgebiete hinzu – und gerieten ebenfalls wieder in Vergessenheit. Als »Psychopharmakon«, zur Heilung der »fürchterlichen melancholischen Gedanken« wurde Johanniskraut erstmals von Paracelsus erwähnt.

Heilpflanzen waren in den verschiedenen Epochen jeweils unter verschiedenen, den Anwendungsgebieten entsprechenden oder dem Mythos entstammenden Namen bekannt. Diese volkstümliche Namensgebung läßt auch heute noch interessante Rückschlüsse auf die Heilkraft der Pflanze zu, wenngleich es nicht immer leicht ist, dies mit unserem modernen wissenschaftlichen Weltbild in Einklang zu bringen.

I. Eine lange Geschichte: Vom Kreuzblut Christi zum Johanniskraut

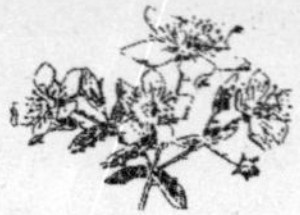

Das Johanniskraut hat in dieser Hinsicht eine lange Geschichte. So ist das Kraut unter Namen wie Christi Kreuzblut, Herrgottsblut, Christi Himmelsblut, Christi Wunderkraut, Jesuswundenkraut, Gottesgnadenkraut, St. Johannis-Blut, Blutkraut, Hartheu, Hartenau, Konradskraut, Wundkraut, Hexenkraut, Jageteufel und Teufelsbanner bekannt geworden.
Bereits im Altertum wußte man die heilkräftigen Eigenschaften von Hypericum perforatum zu schätzen. Der griechische Arzt und Pharmakologe Dioskurides, der im ersten Jahrhundert nach Christus wirkte, nennt vier verschiedene Arten der Pflanzengattung. Ob Tabernaemontanus, Galenus, Plinius, Dioskurides oder später Konrad von Megenberg, Paracelsus oder Pfarrer Kneipp, alle wußten ein Lobeslied auf das Johanniskraut anzustimmen.

Heilkräftige Anekdoten

Das Blut Christi

Die heilkräftigste und sagenumwobenste Geschichte geht auf die Zeit um Jesus Christus zurück. Als Jesus ans Kreuz geschlagen wurde, tropfte das Blut aus seinen Wunden zu Boden und das heilige Blut benetzte die gelben Blüten des würzig duftenden Krauts, da wuchs. Die dem Blut innewohnende Kraft durchlöcherte (perforierte) die Blütenblätter, und so geschah es, daß die Pflanze die heilige Kraft (oder besser gesagt: die Heilkraft) von Jesus Christus in sich aufnehmen konnte. Johannes, der Lieblingsjünger Jesu, bemerkte das Kraut, als er vor Christus unter dem Kreuz stand. Er sammelte das Jesuswundenkraut mit dem Herrgottsblut, um es später als besonders wertvolles Andenken an des Heilands Tod an fromme Gläubige zu verschenken.

Die Rettung des Heiligen Johannis

Im oberösterreichischen Innviertel erzählt man sich eine andere Geschichte, die dem gelbblühenden Pflänzchen Ruhm und Anerkennung verschaffte. Als der Heilige Johannis gefangen werden sollte, markierten seine Verräter die Herberge mit einem Strauß des blühenden Johanniskrauts. Die Häscher sollten so in der Lage sein, den Heiligen Johannis rasch aufzuspüren.
Über Nacht geschah jedoch ein Wunder und am nächsten Morgen erblühte Johanniskraut an allen Fenstern des besagten Ortes, so daß die Verfolger die Orientierung verloren. Der Heilige Johannis konnte gerettet werden.

Zur Abwehr von Krankheit

Von oberösterreichischen Viehbauern wird berichtet, daß sie das Hartheu, das sie am Johannistag vor Sonnenaufgang oder zur Mittagssonne geerntet hatten, zwischen zwei Scheiben Brot legten und es ihrem Vieh zu fressen gaben. Dieser Brauch sollte dafür Sorge tragen, daß sich sämtliche Krankheiten von dem Bauernhof fernhielten.

Weitere bekannte Namen des Johanniskrauts:
Alfblut, Christusblut, Dunderblume, Eifel, Elfenblutkraut, Falscher Wohlgemut, Färbakraut, Fieberkraut, Frauenkraut, Gele Dost, Gottes Gnadenkraut, Herrgottswundenkraut, Hexenkraut, Honskraut, Iperico (ital.), Jageteufel, Jesuswundkraut, Jungfernkraut, Konradskraut, Kreuzkrottich, Lieb Frauen Bettstroh, Löscherkraut, Mannskraft, Millepertuis (franz.), Morko, Saint John´s Word (engl.), Scharnokelkraut, Sonnwendkraut, Tausendlöscherkraut, Teufelflucht, Teufelsbanner, Tüpfel, Waldhopf, Walpurgiskraut, Wild Gartheil, Wilder Magram, Wundkraut.

Traditionelle Verwendung

Zu einer anderen Zeit wurde das Johanniskraut als Orakel und als Sinnbild der heiligen Licht- und Wärmekräfte der Mitsommernachtssonne verwendet. Am Johannistag erblüht die Pflanze zu ihrer vollen Schönheit, so daß sich die Mädchen früher daraus Kränze flochten und diese als Kronen auf dem Haupte trugen. Die festen Stengel des Krauts machten dabei das Heu hart, und so war ein weiterer Name geboren – »Hartheu«. Während die Mädchen um das Johannisfeuer tanzten, wurden die geheimnisvollen Kronen oder auch nur einzelne Zweige des Hartheus ins Wasser geworfen. Am nächsten Morgen gab die Beschaffenheit des Krauts Auskunft darüber, ob die auf Freiersfüßen befindlichen Mägde in diesem Jahr ihren Liebsten finden würden oder nicht. War es aufgeblüht, lachte demnächst das Liebesglück, war es verwelkt, galt es, die Hoffnung nicht aufzugeben.

Gegen dunkle Mächte

Doch damit nicht genug: Auch bei der Abwehr dunkler Mächte war das Hartenau, so eine weitere Bezeichnung für Johanniskraut, für eine Geschichte gut. Als ein tagelang wütendes Gewitter mit Blitz und Donner gar kein Ende nehmen wollte, vernahm man aus dem düsteren Unwetter plötzlich eine fragende Stimme: »Gibt es denn keine Frau, die weiß vom Wunder von Hartenau?« Darauf trugen die Frauen, die Johanniskraut im Garten hatten, eiligst das Hartenau zusammen und steckten es an die Fenster, worauf das Unwetter plötzlich verstummte.

Geschichtlicher Abriß der Verwendung von Johanniskraut

Unsere Vorfahren sahen in den goldgelben, fünfstrahligen Blüten die eingefangene Kraft der Sonne, die alles Dunkle, Dämonische vertreiben konnte. In neueren Forschungen scheint sich diese Theorie wieder zu bestätigen. Gerade im Hinblick auf den Melatonin- und den Serotoninhaushalt des menschlichen Körpers spielt nämlich das Licht eine entscheidende Rolle. Die eingefangene Sonnenenergie im Johanniskraut ist daher in Lage, auch Licht ins »verdunkelte« Gemüt zu bringen. So ist es kein Wunder, daß seit Urzeiten die heilenden Eigenschaften des Johanniskrauts in erster Linie mit Depressionen, Melancholie und Hysterie in Verbindung gebracht wurden. Die antidepressive Wirkung des Krauts konnte in jüngerer Zeit auch klinisch nachgewiesen werden.

II. Johanniskraut – eine Philosophie: Gedanken eines großen Arztes

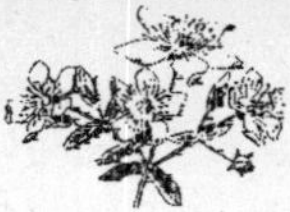

Der große Arzt und Denker Paracelsus wurde im Jahre 1493 unter dem bürgerlichen Namen Theophrastrus Bombastus von Hohenheim in dem Schweizer Wallfahrtsort Einsiedeln als Sohn eines Arztes geboren. Die große Kunst des Paracelsus bestand in der Erkenntnis der Signaturenlehre, die das Fundament für seine revolutionären und visionären Therapieansätze bildete. So gilt er als einer der Väter der heutigen Arzneimittellehre. Seine Suche nach dem in den Arzneien wirkenden Agens, dem gesundmachenden Element der Heilpflanzen, ist auch heute noch die Triebfeder der chemisch-pharmakologischen Forschung. Seine Arbeiten waren maßgeblich daran beteiligt, daß man in der Pharmakologie heute auf ein großes Reservoir pflanzlich-therapeutisch wirksamer Substanzen zurückgreifen kann.

Und wer sich die Mühe macht, die gesammelten Werke des Paracelsus zu durchforsten, wird feststellen, daß das Johanniskraut einen ganz besonderen Stellenwert in seiner Pflanzenheilkunde einnahm. Da die wenigsten jedoch seine gesammelten Werke im Bücherregal stehen haben und es zudem eine Herausforderung der besonderen Art ist, sich mit dem über 4000 Seiten starken Werk zu befassen, habe ich im folgenden einige Auszüge seiner Gedanken zum Johanniskraut zusammengestellt.

»Ich will euch nun sagen, wie ihr aus der Signatur erkennen könnt, was in einem Ding enthalten ist und welchen Nutzen Gott für die Menschen in das Ding gelegt hat. Der Name dieses Krauts ist Perforata und dieser Name ist gut und wohl gesetzt. Ich will euch berichten, was von diesem Kraut zu halten ist und wozu es nützlich ist. Merket vor allem, daß Gott nichts nach unserem Willen und unserer Ordnung geschaffen hat, sondern alles nach seiner Ordnung und seinem Willen. Der Wille Gottes ist das Arcanum, das in den natürlichen Dingen ist. Wenn nun Gottes Wille geschehen soll, muß ihn der Arzt suchen, wo er liegt. Wenn er gefunden und an die richtige Stelle gegeben wird, so ist das Arcanum entdeckt. Ich zeige den Willen Gottes an, weil der Mensch wissen soll, daß die Arznei nichts ist als nur der Wille Gottes. Die Kunst der Arznei steht nicht in der Hand des Arztes, sondern nur in der Hand Gottes. Sie ist in der Hand des Arztes, wenn ihm Gott den Willen zeigt, den er in das Kraut gelegt hat.

<u>Die Herrschaft der Perforata</u>

Gott hat in der Perforata einen besonderen Willen und ein besonderes Arcanum für den Menschen geschaffen. Es ist eine Herrschaft in diesem Kraut über andere. Nun ist Herrschaft das, was zum Besten ist, in das alles andere muß, wie ein Zentrum, in den der ganze Zirkel muß. Von diesem Zentrum der Perforata stammen die Dinge, die von der Art des Johanniskrauts sind. Wie dies geschieht, verstehet nun. Als Gott alle Dinge geschaffen hatte, schuf er zuletzt aus dem Limus der Erde den Menschen. Somit ist der Limus der Erde das fünfte Wesen der ganzen Welt und somit ein Auszug von allen »Naturen«. Aus diesem Auszug ist der Mensch gemacht. Daraus folgt, daß etwas von allen Geschöpfen im Menschen ist. Wenn also den Menschen etwas natürlich befällt, kann man dies auch natürlich abwenden. Woraus er gemacht ist, das muß ihm seinen Schaden werden und ihn erhalten. Daraus folgt, daß Krankheit, die im Menschen entsteht, durch ein stärkeres Ding vertrieben werden muß. Nichts, nur die Stärke, vertreibt die Krankheit. Die Arznei ist eine Stärke und Macht, die alle Krankheiten austreibt, so wie das Feuer alle Metalle schmilzt und verzehrt. Die Kunst des Arztes besteht darin, die Arznei zu suchen, in der die Stärke gegen eine Krankheit liegt. Die Perforata hat so eine Stärke, die Gott in sie gelegt hat. Durch diese Stärke vertreibt sie das Gespenst der Natur, auch Würmer, sie heilt Wunden, Beinbrüche und alle Quetschungen. Ihre balsamische Art wird später noch mehr beschrieben werden. In Perforata ist das Arcanum, welches der Wille Gottes ist, der durch Perforata ausgeführt werden soll.

Der Geist in der Pflanze

Ich habe an einigen Orten gemeldet, wie aus der Bezeichnung (»Signatur«) erkannt werden soll, was in einem Ding ist und was Gott zum Nutzen des Menschen in das Ding gelegt hat. Dieses Zeichen soll auch hier vorgenommen werden, nämlich die Durchlöcherung, die Form der Blätter und Blüten, die Äste und auch die Adern in den Blättern. Ich will euch erklären, daß die Löcher, die in den Blättern sind, bedeuten, daß dieses Kraut für alle inneren und äußeren Öffnungen der Haut eine Hilfe ist. Was durch die Poren ausgetrieben werden soll, kann dadurch geschehen. Die Blüten faulen in der Form des Blutes. Das ist ein Zeichen, daß sie für Wunden und was von Wunden kommt gut sind, auch soll man sie gebrauchen, wo man

Fleisch zügeln muß. Die Adern auf den Blättern sind ein Zeichen, daß Perforata alle Phantasiegebilde (»Phantasmata«) im Menschen und auch außerhalb austreibt. Denn die Phantasiegebilde rufen Erscheinungen (»spectra«) hervor, so daß der Mensch Geister und Gespenster sieht und Phantasien hört. Es sind die Krankheiten, die die Leute zwingen, sich selbst zu töten. Sie kommen von Sinnen, fallen in Tobsucht, Aberwitz und dergleichen. Die ganze Pflanze zeigt an, daß alles von den gemeldeten Dingen im Menschen dadurch geheilt werden kann, wo immer es im Leib sei. Es ist eine Universalmedizin für den ganzen Menschen. Ihr Saft ist für die Würmer zu stark, darum fliehen sie von ihm, wo es liegt.

Hilfe bei »körperlosen« Krankheiten

Ich habe die vier Kräfte gemeldet, die in der Perforata sind, nämlich gegen die Phantasie, gegen Würmer, gegen Wunden und die balsamische Tugend. Merket euch von diesen, daß Phantasma eine Krankheit ohne Körper und Substanz ist. Nur im Geist wird ein anderer Geist geboren, von welchem der Mensch regiert wird. Wenn nun dieser Geist geboren wird, gibt er dem Menschen andere Gedanken, ein anderes Gebaren ganz wider die angeborene Natur und Sinnlichkeit. Gegen diese Krankheit sind nicht sehr viele Arzneien von Gott bestimmt.

Nur Perforata und die Korallen sind mir bekannt. Ein Arzt soll wissen, daß diese Phantasie nicht eine Krankheit der Melancholie oder dergleichen ist, wie die von den Hochschulen plärren, sondern es ist nur ein Geist, der nicht von den Dingen genommen wird, die die Melancholie heilen. Nur in dieser Arznei ist die Stärke und Kraft gegen diese Krankheit.

Das Wundkraut

Es ist auch ein Wundkraut. Es ist aber nicht an sich selbst so, sondern es wird erst durch die Bereitung dazu, wie hernach folgen wird. Das soll jeder Wundarzt wissen, daß kein anderes Kraut in Deutschland und in anderen Ländern ist, welches so hoch gebracht werden kann durch die Bereitung zur Heilung von Wunden, wie dieses Kraut. Seine Tugend kann gar nicht beschrieben werden, wie groß sie eigentlich ist und gemacht werden kann. Es gibt keine andere Arznei in allen Rezepten, die ohne Schaden und ohne Zufall so gut und ganz heilt wie diese Perforata. Es ist nicht möglich, daß eine bessere Arznei für Wunden in allen Ländern gefunden wird. Alle Bücher sind im Vergleiche mit diesem Hyperikon bei der Heilung von Wunden vergebens. Ihre Tugend beschämt alle Rezepte und Ärzte, sie mögen schreien wie sie wollen. Aber in der Perforata, da liegt der Grund. Da ist auch ein Balsam, wenn sie dazu bereitet wird, der in allen Tugenden jedem natürlichen Balsam gleicht. Da ist ein natürlicher Balsam nicht von Natur aus da, aber durch die Bereitung wird er erzeugt, was die Rezepte hernach beweisen. Jeder Arzt soll dies aufs beste verstehen. Mehr Nutzen ist in diesem Kapitel als in der ganzen Wundarznei des Galenus, Avicenna und anderer Stümper.

Balsamische Rezepturen zum Einreiben bei Stoß- und Quetschwunden und Beinbrüchen

Perforata kann zu einer großen Arznei für Wunden bereitet werden. Dies geschieht durch einen sehr subtilen und gründlichen Vorgang. Dann werden alle Wunden und Stiche von dieser Arznei geheilt. Man soll vom Samen ein Öl machen. Dann soll man das Öl vom Samen nehmen und die gleiche Menge Terpentin dazugeben. Schütte dar-

über guten Rotwein. Lasse diese drei miteinander eine Stunde sieden. Dann soll man die halbe Menge Baumöl dazu geben. Es soll neu sein. Wieder soll man es mit Rotwein eine Stunde sieden lassen. Dann soll man die Blüten von Perforata dazugeben und (das Gefäß) ganz voll damit anfüllen und wieder mit Wein sechs Stunden sieden lassen, bis der Wein ganz eingekocht ist und nur die zwei Öle und das Terpentin da sind. Dann soll man es für einen Monat an die Sonne stellen. Dann soll es gebraucht werden, wie nachfolgend angezeigt wird.

Diese Verbesserung bringt das Kraut in einen höheren Grad der Heilung: Gib dazu Blüten von Centaurea, Mastix, Weihrauch, Myrrhe, Mumia und bereite alles, wie oben steht.

Das soll besonders gemerkt werden: Wenn man destilliertes Terpentin nimmt und es mit den Blüten anfüllt, wenn man es an der Sonne einen Monat lang läßt und dann den Samen auch einen Monat lang an der Sonne, wenn man es dann mit der halben Menge von gewaschenem Terpentin mischt und an der Sonne läßt, ist es ein vortrefflicher Balsam fur die Sehnen (»Geäder)«, für alle Wunden der Sehnen. Es verhindert das Schwinden (»Schwienen«) und zieht das Geäder zusammen, so daß es keiner Naht bedarf. Es verhindert Verkrümmungen und Lähmungen, wo lahme (lähmende) Wunden sind oder entstehen könnten.

Die Behandlung »tödlicher« Wunden

Nicht weniger wichtig ist, daß oft Wunden unter bösen Zeichen gehauen werden, so daß eine kleine Wunde zum Tode führt. Wenn diese Wunden an sich tödlich sind, jedoch nicht tödlich mit Rücksicht auf das betroffene Glied, soll diese Wunde mit folgendem Balsam geheilt

werden. Man nehme Oleum Laterinum und fülle es mit den Blüten an. Dann soll man es sechs Tage an der Sonne stehen lassen und drücke es gut von den Blüten aus.
Dann soll es wieder mit den Blüten angefüllt und wieder sechs Tage stehen gelassen werden. Dies soll man sechs oder siebenmal tun. So entsteht ein Balsam, der solchen tödlichen Wunden allen gewachsen ist und sie ungefährlich macht.

Balsamische Rezepturen zum Trinken
Dabei sollet ihr auch wissen, daß noch eine andere Gattung der balsamischen Art da ist, die getrunken werden soll. Diese balsamische Art ist die beste Wundarznei. Sie soll bei allen Stichen, inneren Körperwunden und Wunden der wichtigen Glieder eingenommen werden. Sie ist eine so gute Arznei, daß es keinen besseren Wundtrank gibt. Die Arznei wird so bereitet:
Man nehme weißes Wacholderöl und Sankt Johannes-Samenöl Vierling. Man fülle diese zwei mit den Blüten an und lasse sie an der Sonne digerieren nach gemeinem Brauch. Man soll sie wieder ausdrücken und mit anderen Blumen einige Male füllen. Je öfter dies geschieht, desto besser ist es. Dann soll die Arznei getrunken werden, wie man gewöhnlich Wundtränke trinkt. Was diese Arznei nicht bewirkt, das wird auch von allen anderen Arzneien verlassen.
Ich zeige diese Rezepte deshalb an, weil kein Skribent und kein Arzt je damit umgegangen ist, sondern sie haben so heillose, untüchtige und unnütze Arzneien gebraucht, so daß sie gute Wunden tödlich gemacht und lebendige Wunden verdorben haben. Damit sie solche Laster und den Betrug nicht weiter ausüben, habe ich sie hier mit der Arznei gemeint und sie eröffnet in der Hoffnung, daß sie sie gebrau-

chen, mir folgen und sich bessern werden und daß ich manchem Mord oder anderem Verderben dadurch zuvorkomme. Sie sollen mit ihren untüchtigen Arzneien Gottes Bildnis, das ist den Menschen, nicht so lästerlich verderben, sie sollen nicht sein Leben und seine Gesundheit nehmen. Gott hat doch vollkommene gute Arzneien geschaffen. Diese nehmet und lernet sie gebrauchen. Verwendet nicht die Arznei, die Gott nicht dazu geschaffen hat.

Der Vorgang zum Gebrauch bei Wunden

Man nehme die Balsame, welche man gebrauchen will, und tropfe sie warm in die Wunde. Man bedecke die Wunde mit Schleißlein von leinenen Tüchern und halte sie immer feucht und ölig, nicht trocken. Von dem Wundtrank soll man jeden Tag am Morgen, zu Mittag und nachts einen Trunk tun. Man soll einen Löffel mit zehn Löffeln gutem Wein mischen und immer zwei Löffel davon trinken, das macht im Tag sechs Löffel. Dies soll man bis zum Ende der Heilung tun.

Nicht weniger wichtig ist, daß auch eine balsamische Art in allen den gemeldeten Rezepten ist, so daß sie nichts von dem Lebendigen faulen lassen. Merket euch den Unterschied der Balsame. Es gibt Balsame, die tote Körper erhalten. Ferner gibt es Balsame, die nicht tote Körper erhalten, sondern die lebendigen, daß sie nicht faulen, sondern gesund bleiben. Es ist eine große Tugend, wenn eine Arznei den Menschen erhält, so daß er nicht faulen kann. Denn da entstehen keine offenen Schäden, keine Abszesse (apostemata) und keine Ulzerationen. Saget mir, ihr Ärzte, wo habet ihr in euren Rezepten ein solches Compositum, das für die Fäulnis ist? Vom Lebenden und Ganzen fault nichts, wenn an dem Ort Perforata ist. Wer hat es zusammengesetzt zu solcher Kraft ? Ihr nicht, sondern der oberste Arzt.

Bedenket darum, daß ihr nicht in euren Sünden, das ist bei euren falschen Composita, sterben sollet. Denket daran, daß Gott der Komponist ist. Erforschet die Natur und nicht eure tollen Buchstaben, in denen nichts ist, nur ein Zweifelstrick, was ihr in den Knopf bringet, das ist in Adams Mutter.
Damit ich euch über die Zusammensetzung unterrichte, so wisset, daß zum ersten Compositum Tyriacae, Metrydatum electum und andere Diaphoretica hinzugefügt werden sollen. Man soll dies an der Sonne oder im Pferdemist digerieren lassen. Dann soll man es nach Ansehen der Person und nach der Komplexion und dergleichen gebrauchen. Dies empfehle ich den geschickten Ärzten.
Es ist auch notwendig zu wissen, daß von diesem Kraut und den Blüten ein Wasser in aqua maris gebrannt werden soll. Dieses Wasser ist für alle Dinge gut, für die Perforata angegeben wurde. Es ist aber nicht sehr stark. Wo aber nicht besonders große Not vorhanden ist, kann es gut gebraucht werden. Es kann getrunken oder äußerlich gebraucht werden.
Es ist auch zu wissen, daß diese Balsame jeden Beinbruch heilen; alles, was zerquetscht ist und was das Blut gerinnen läßt, wird damit ohne Schaden vertrieben. Ich wollte das anzeigen, was ich mit der Perforata erprobt habe, damit die unnutzen Rezepte verlassen werden und dem rechten Grund nachgegangen werde. Die Bader und Barbiere sind solche Esel, daß sie, bevor sie dies annehmen, lieber ein ganzes Lager mit ihren falschen Arzneien erwürgen.

Paracelsus hatte sicherlich eine sehr provozierende Art, die damalige Ärzteschaft zurechtzuweisen. Doch wenn man weiß, unter welchen Umständen damals die Patienten behandelt wurden, kann man seine gesalzenen Unmutsäußerungen zumindest nachvollziehen. Diese Art der Provokation ist sicherlich auf seine innere Verbitterung gegenüber seinem Berufsstand zurückzuführen. Dennoch, die Ansätze, die Paracelsus bereits damals lehrte, finden in heutigen Forschungen immer wieder ihre Bestätigung. Man mag Paracelsus mögen oder nicht, unbestritten und seiner Zeit weit voraus waren jedenfalls seine Bemerkungen zum Johanniskraut. Dem Leser sei es selbst überlassen, was er von den Schilderungen des Paracelsus halten möge. Doch das Studium dieser Seiten lohnt in jedem Fall, wenn man die Wirkungsweise des Johanniskrauts im speziellen und die Wirkungsweise der Arzneien im allgemeinen besser verstehen will.

III. Ein hübsches Unkraut: die Pflanze

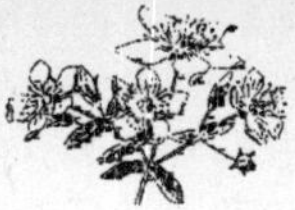

1. Aussehen

Das Johanniskraut gehört zur Familie der Hypericaceae. Der aus dem Griechischen stammende Gattungsname Hypericum setzt sich aus hyper (über) und ereike (Heide) zusammen, was soviel bedeutet wie auf oder über der Heide wachsend. In Mitteleuropa sind etwa zwölf verschiedene Arten bekannt, weltweit etwa 300. Im folgenden seien nun die bekanntesten erwähnt:

- Hypericum maculatum – das Gefleckte Johanniskraut (vierkantiger Stengel)
- Hypericum tetrapterum – das Flügel-Johanniskraut (vierkantiger geflügelter Stengel)
- Hypericum hirsutum – das Behaarte Johanniskraut (wollig behaarte Blätter, erreicht eine Höhe von bis zu 1,20 Meter)
- Hypericum humifusum – das Niederliegende Johanniskraut (kriechender, etwa 15 Zentimeter hoher Stengel)
- Hypericum montanum – das Berg-Johanniskraut (runder Stengel und behaarte Blätter, wächst vorzugsweise in höheren Berglagen)
- Hypericum pulchrum – das Schöne Johanniskraut (herzförmige Blätter, Größe etwa 50 Zentimeter)
- Hypericum perforatum – das wirksame therapeutische Johanniskraut (zweikantiger Stengel, erreicht eine Höhe von etwa 50 Zentimetern)

Zu therapeutischen Zwecken wird allerdings ausschließlich Hypericum perforatum verwendet. Die Wurzeln dieser Pflanze sind spindelförmig und reichhaltig verästelt. Aus ihnen geht die etwa 50 bis 75 Zentimeter große Pflanze hervor. Die Perforata unterscheidet sich von den anderen Abkömmlingen des Johanniskrauts an den deutlichen Perforationsmerkmalen der Blätter, wenn man diese gegen das Licht hält. Diese Erscheinung ist auf die in den Blättern befindlichen Öldrüsen zurückzuführen. Dieser Eigenschaft verdankt die Pflanze auch den Namen Perforata. Die runden, kahlen Stengel werden durch zwei längsverlaufende Kanten stabilisiert, die der Pflanze auch den Namen Hartheu einbrachte. Die Blätter haben eine eiförmige, an den Spitzen stumpf zulaufende Form und eine glatte Oberfläche. Das obere Drittel der Pflanze weist eine üppigere Verästelung auf. Von Juni bis September ist die leuchtend gelbe, aus Scheindolden bestehende Blütenpracht des Johanniskrauts zu bewundern. Die Blüten bestehen aus fünf goldgelben Kronblättern, welche die aus der Mitte hervorragenden braun-gelben Staubfäden umschließen. Bemerkenswert ist die Tatsache, daß beim Zerdrücken der frischen Blütenblätter ein rubinroter Farbstoff, der die Wirksubstanz Hypericin enthält, austritt. Die verschiedenen Volksnamen wie Christi Kreuzblut, Herrgottsblut, St. Johannisblut lassen sich allesamt auf diese Tatsache zurückführen. Die Pflanze bringt eine aufspringende Kapselfrucht hervor, die aus drei Klappen besteht und den dunkelbraunen, zylindrischen Samen beinhaltet.

2. Vorkommen und Sammeln

Das Johanniskraut wächst in Europa, Nordafrika sowie Westasien auf sonnigen Heiden, trockenen Grasplätzen und an hellen Weg- und Waldrändern. Die Pflanze bevorzugt trockenes, kalkhaltiges Erdreich. In den Bergen ist sie bis in eine Höhe von 1 500 Metern zu finden. Die therapeutisch wirksamen Substanzen finden sich in den Trieben und Blüten.

Beim Sammeln sollten einige Grundregeln beachtet werden. Paracelsus gab dabei folgende Hinweise: *»Die ist am besten, die bei guten anderen Blumen steht oder unter ihnen wächst. Je länger sie wächst, desto besser ist sie, und je mehr Blüten sie hat, um so besser ist sie«*. Außerdem nennt er die Zeit, in der die Blüten am höchsten stehen, also kurz vor dem Verblühen, als diejenige, in der die Pflanze über eine besonders hohe Heilkraft verfügen soll. Aber auch die Stellung des Mondes sollte beim Ernten berücksichtigt werden. Bei Vollmond und bei Mondaufgang sind die heilsamen Substanzen in der Pflanze am stärksten ausgeprägt. Der ideale Zeitpunkt wäre demnach die Abenddämmerung der kommenden Vollmondnacht im Juni (nicht vor dem 24., dem Johannistag), Juli, August oder September.

3. Anbau

Abgesehen von seinen therapeutischen Eigenschaften ist das Johanniskraut auch eine Zierde für jeden Garten, und die Pflanze kann, sofern man einige Voraussetzungen beachtet, fast überall angebaut werden. Die Aufzucht aus den Samen stellt den Hobbygärtner dabei noch vor die größten Probleme. Ab März können die Samen entweder im Freiland ausgesät werden oder in einem Frühbeet oder in kleinen Aufzuchttöpfen in die Erde gebracht werden. Etwa zwei Wochen später sollten die ersten Triebe eine Höhe von etwa zehn Zentimetern erreicht haben. Die kleinen Pflanzen werden dann in einem Abstand von etwa 20 Zentimetern in den Garten versetzt.

Wer sich die Mühe mit der Aussaat sparen will, kann auf die einfachere Möglichkeit der Umpflanzung von wildwachsenden Johanniskrautpflanzen zurückgreifen. Dazu gräbt man die Pflanze mit entsprechend viel Erdreich und Wurzelwerk aus und setzt sie dann im Garten in die entprechend vorbereitete Erde. Selbstverständlich kann man Johanniskrautpflänzlinge auch im Gartencenter oder in diversen Gärtnereien kaufen.

Die Bepflanzung sollte wie bei allen anderen Gewächsen auch im Frühjahr oder im Herbst vorgenommen werden. Das umgestochene und gut aufgelockerte Erdreich sollte nicht zu lehming und nicht zu feucht sein. Johanniskraut bevorzugt einen trockenen, kalkhaltigen Boden. Wenn die Gartenerde zu feucht oder zu fest ist, kann man sie mit Gärtnererde, Kompost, Sägespänen, Sand und etwas Kies mischen. Es versteht sich von selbst, daß bei der Aufzucht von Johanniskraut, das therapeutischen Zwecken dienen soll, auf die Zugabe von Dünger, Blaukorn etc. verzichtet werden soll. Auch das Ausbringen von Schneckenkorn (im Umkreis von etwa zehn Metern) sollte möglichst unterlassen werden. Beim Gießen oder bei Regen verteilen sich nämlich die chemischen Substanzen pyramidenförmig über das gesamte Erdreich.

4. Zubereitungsformen

Die therapeutisch verwendeten Pflanzenteile sind sowohl die Blätter als auch die Blüten. Geerntet werden deshalb die Zweigspitzen der zur vollen Pracht erblühten Pflanze. Bis zum Johannistag (24. Juni) sollte man damit jedoch mindestens warten.
Bevor man sich an die Gewinnung des heilkräftigen Elixiers macht, muß das Kraut zunächst getrocknet werden. Dazu schnürt man die Triebe zu einem Bündel und hängt sie in einem abgedunkelten Raum mit den Blüten nach unten zum Trocknen auf. Die getrocknete Pflanze bildet dann den Ausgangsstoff für die weitere Verarbeitung und den entsprechenden therapeutischen Einsatz. Genaueres dazu entnehmen Sie bitte dem Kapitel »Anwendungsgebiete von A bis Z«.

Tee – mal kalt, mal heiß

Die bekannteste und einfachste Zubereitungsform ist die Verwendung des Krauts als Tee. Dazu bieten sich zwei verschiedene Möglichkeiten an. Zum einen wird das Kraut mit heißem Wasser übergossen, und man läßt es wie bei der normalen Teezubereitung etwa fünf bis zehn Minuten ziehen, bevor man den Tee trinkt.
Aber auch der Kaltauszug von Johanniskraut hat sich bewährt. Dazu wird das Kraut mit kaltem Wasser übergossen, und man läßt diesen Aufguß über Nacht ziehen. Diese Art der Zubereitung ist wesentlich schonender für die Inhaltsstoffe, die sich so langsam aus der Pflanze lösen können.

Johanniskrautpulver

Wenn man die getrockneten Pflanzenteile in einen Mörser gibt, und sie sorgfältig zerdrückt und zerreibt, läßt sich auf diese Art und Weise ein hochwirksames Johanniskrautpulver gewinnen. Dieses hat den Vorteil eines hohen Wirkstoffgehalts, der über den Magen-Darm-Trakt direkt in das Blut aufgenommen wird. Unangenehm ist lediglich die Einnahme des Pulvers. Am besten besorgt man sich dazu aus der Apotheke entsprechende Leerkapseln und füllt diese mit dem Pulver auf. So lassen sich die unangenehmen Begleiterscheinungen wie etwa das Steckenbleiben fester Bestandteile im Hals vermeiden.

Johanniskrauttinktur

Eine Tinktur gewinnt man durch das Einlegen der getrockneten Pflanzenteile in eine alkoholische Lösung. In der Regel verwendet man dazu 70prozentigen Äthylalkohol, den man in jeder Apotheke kaufen kann. Etwa 20 bis 50 Gramm der getrockneten Pflanze werden zur Herstellung der Tinktur in 100 bis 250 Milliliter Alkohol gegeben. Diese Mischung wird über mehrere Tage (zwischen sieben und zwölf) zum Auszug stehen gelassen. Anschließend wird der Sud durch ein sauberes Leintuch gefiltert und zur Aufbewahrung in eine dunkel getönte Tropfflasche gefüllt. Der alkoholische Auszug löst die wirksamen Substanzen auf eine andere Art wie das Wasser. Die Johanniskrauttinktur wird meist zur äußerlichen Anwendung verordnet, wenngleich auch Spülungen wie zum Beispiel des Mund- und des Rachenraumes oder die direkte Einnahme keine ungewöhnlichen Verabreichungsmethoden sind. Für welche Beschwerden sich die Johanniskrauttinktur am besten eignet, entnehmen Sie bitte den entsprechenden Rezepturen in diesem Buch.

Johanniskrautöl – Rotöl

Das Rotöl, wie das Johanniskrautöl auch genannt wird, gewinnt man im Unterschied zu den anderen Zubereitungsformen des Johanniskrauts ausschließlich aus den Blüten der getrockneten Pflanze. Ein geruchsneutrales und kaltgepreßtes Öl (Jojoba- oder Olivenöl) dient dabei als Lösungsmittel. Um 250 Milliliter Rotöl zu erhalten, benötigt man etwa 70 Gramm getrocknete Blüten. Die Gewinnung des Öls ist zwar denkbar einfach, aber leider auch sehr langwierig. Die Blüten in ein offenes klares Glasgefäß geben, die entsprechende Menge Öl dazuschütten und während der ersten Tage unverschlossen stehen lassen, wobei das Öl im Glas ein- bis zweimal täglich geschwenkt werden sollte. Nach ungefähr einer Woche wird das Gefäß verschlossen und der direkten Sonneneinstrahlung ausgesetzt. Nach etwa sechs Wochen hat das Öl eine intensive rote Farbe angenommen, was darauf hinweist, daß die therapeutisch wirksamen Substanzen der Blüten (Hypericin) nun fast vollständig in das Öl übergegangen sind. Das Johanniskrautöl ist nun gebrauchsfertig und wird durch ein sauberes Leintuch in dunkel getönte Fläschchen umgefüllt.

IV. Der Wirkung auf der Spur

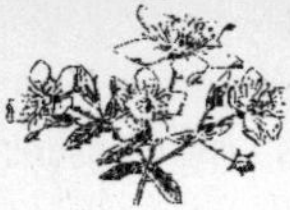

1. Das Ganze ist mehr als die Summe aller Teile

Die Charakterisierung der Inhalts- und Wirkstoffe beschränkt sich bei allen pharmakologischen Beschreibungen lediglich auf das, was die moderne Forschung bereits kennt. Doch die Kräfte der Natur wirken zum Glück nicht nur über die chemisch nachvollziehbaren Formeln und Strukturen. So wird die Wirkung der ganzen Pflanze mit Sicherheit die Summe aller Inhaltsstoffe stets übertreffen. In der Phytotherapie gilt deshalb auch, daß das Ganze immer mehr als die Summe sämtlicher Teile ist.

2. Die antidepressive Wirkung des Hypericins

Das Rätsel um die Wirkung des Johanniskrauts ist nach wie vor nicht gelöst. Früher wurde die antidepressive Wirkung des Johanniskrauts ausschließlich dem Hypericin zugeschrieben. Diese Annahme konnte jedoch durch klinische Studien nicht erhärtet werden. Heute vermutet man vielmehr, daß die antidepressiven Eigenschaften tatsächlich auf das Zusammenspiel verschiedener Inhaltsstoffe zurückzuführen sind. Es liegt die Vermutung nahe, daß das Kraut die Melatonin-Sekretion beeinflußt. Melatonin ist ein körpereigenes Hormon, das bei abneh-

mendem Lichteinfluß im Körper von der Zirbeldrüse gebildet wird. Wenn Melatonin in die Blutbahn gelangt, fühlt sich der Körper angenehm und ruhig an, und zufriedene Müdigkeit macht sich breit. Während der Nacht und bei Lichtmangel nimmt die Melatoninproduktion wieder zu. Besteht fortwährender Lichtmangel, wie dies in unseren Breiten häufig im Herbst oder Winter der Fall ist, bleibt die Melatoninausschüttung im Vergleich zur Nacht relativ unverändert. Das führt dazu, daß man sich permanent müde fühlt, die Stimmung sinkt, man eventuell sogar Depressionen entwickelt.
Andere Forschungen gehen in eine ähnliche Richtung. Sie schreiben dem Hypericin, das zum größten Teil in den Blüten des Johanniskrauts vorkommt, eine regulierende Wirkung auf den Dopamin-Noradrenalinhaushalt zu.
Depressionen sind medizinisch gesehen die mangelnde Fähigkeit, auf bestimmte Reize zu reagieren beziehungsweise diese wahrzunehmen. So wie wir Menschen in der Dunkelheit oder Dämmerung in unserem Reaktionsverhalten gehemmt sind, so zeigen auch die für unsere Reaktionsweise verantwortlichen Zellen ein Defizit, wenn nicht genügend »Licht ins Dunkel« kommt. Dopamin spielt bei diesem Prozeß eine wichtige Rolle. Jedesmal wenn Reize von einer Zelle zur anderen übertragen werden, benötigt der Körper dazu eine winzige Menge Dopamin. Ist dieser Botenstoff nicht in ausreichendem Maße vorhanden, führt dies zu einer Fehlreaktion der entsprechenden Nervenkomplexe. Da sich die Dopaminwirkung in erster Linie beruhigend auf den Menschen auswirkt, äußern sich entsprechende Mangelerscheinungen in Form von Streß, Reizbarkeit und Nervosität. Das mit Sonnenlicht getränkte Hypericin kann in dieser Hinsicht als »Lichtträger« betrachtet werden, das die Reaktionsbereitschaft auf

entsprechende Reize wieder erhöht, indem es die Produktion von Dopamin und Noradrenalin anregt.
Daß der Wirkstoff Hypericin die Photosensibilisierung des Stoffwechsels beeinflußt, wurde zufällig an Weidetieren beobachtet, die große Mengen von Johanniskraut fraßen. Die Wissenschaft kennt daher das Krankheitsbild Hypericismus, das sich in einer übermäßig starken Lichtempfindlichkeit der Haut sowohl bei Menschen als auch bei Tieren äußert. Der positive Nebeneffekt dieser Krankheit äußert sich in einem angeregten Serotonin-Melatonin-Stoffwechsel.

Licht und Johanniskraut

Weitere Forschungsergebnisse weisen darauf hin, daß sowohl Johanniskraut als auch Licht einen entscheidenden Einfluß auf die Behandlung von Depressionen haben. Eine Kombination der beiden Therapien scheint dabei das für den Patienten günstigste Resultat zu erzielen. Im Verlauf einer Studie behandelte man unter Depressionen leidende Patienten in einer Gruppe ausschließlich mit Johanniskraut und in einer anderen noch zusätzlich mit Vollspektrumlicht.
In dem vierwöchigen Experiment wurden die Schweregrade der Symptome für Ruhelosigkeit, Verstimmung, Schwitzen, Niedergeschlagenheit, Einschlaf-, Durchschlaf- und Wiedereinschlafstörungen sowie nächtliches Aufwachen dokumentiert. Die Besserung der Beschwerden bei der Gruppe, die lediglich mit Johanniskraut behandelt wurde, trat nach etwa 14 Tagen ein. Bei Patienten, die zusätzlich eine Lichttherapie erhielten, zeigte sich eine deutliche Besserung bereits nach wenigen Tagen. Noch deutlicher waren die Resultate bei Patienten, die neben der Depression noch über zusätzliche Entzündungs-

herde im Körper klagten. Die Menge des C-reaktiven Proteins, das als Gradmesser für die Schwere von Entzündungen betrachtet werden kann, reduzierte sich bei der Gruppe, die mit Johanniskraut und Licht therapiert wurde, innerhalb von zwei Wochen signifikant.
Weitere Untersuchungen an älteren Patienten machten deutlich, daß neben der Verabreichung von Johanniskraut eine zusätzliche Lichttherapie zu einer Senkung der Blutfettwerte und des Cholesterinspiegels führt.

Dem Stimmungstief entgehen

Die Lichttherapie gewinnt gerade bei der Behandlung von Winterdepressionen immer mehr Bedeutung. Das normale Kunstlicht regt die natürlichen Stoffwechselprozesse an, ist frei von Nebenwirkungen und außerdem preiswert.
Bei der Behandlung mit Johanniskraut konnte in wissenschaftlichen Studien nachgewiesen werden, daß der darin enthaltene Wirkstoff Hypericin nicht nur die Fähigkeit fördert, Licht im langwelligen Bereich durch die Haut aufzunehmen, sondern darüber hinaus die Synthese des Hormons Melatonin anregt.
Bleibt zusammenzufassen, daß ein Zusammenhang von Licht und Johanniskraut wissenschaftlich nachweisbar ist und die Wirkung des Johanniskrauts durch Lichttherapie oder durch gezielte Lichtaufnahme positiv beeinflußt werden kann.

Ätherische Öle

Dem ätherischen Öl des Johanniskrauts wird bei Verletzungen, Verstauchungen und bei Blutungen eine schmerzlindernde und beruhigende Wirkung zugesprochen. Einige Tropfen des Öls in einem Glas Wasser gemischt und getrunken, sorgen für rasche Stimmungsaufhellung und für einen klaren Kopf. Die Herstellung des Öls kann zwar daheim erfolgen, doch dazu benötigt man riesige Mengen von Kraut, so daß es sich empfiehlt, das Öl über den Fachhandel zu beziehen.

Gerbstoffe und Procyanide

Das getrocknete Johanniskraut weist etwa ein Prozent Procyanidine und sechs bis fünfzehn Prozent Catechingerbstoffe auf. Mancherorts wird das Johanniskraut deshalb als Gerbstoffdroge bezeichnet. Als Mundspülung wirkt das Johanniskraut daher gut gegen Entzündungen und Bläschen der Mundschleimhaut.

Flavonoide

Flavonoide wirken generell antibakteriell, entgiftend, krebs- und entzündungshemmend. Außerdem tragen sie zur Hemmung der Monoamino-Oxidase A bei. Im einzelnen finden sich im Johanniskraut zwei bis vier Prozent Flavon- und Flavonolglykoside. Deren Hauptbestandteile sind Hyperosid (0,7 bis 1,1 Prozent), Quercitrin (0,3 Prozent), Rutosid (0,3 Prozent) und Isoquercitrin (0,3 Prozent). Weitere, in sehr geringen Mengen vorkommende Flavonoide sind: Aglyka Kämpferol, Quercetin, Myricetin und Luteolin sowie die nur in den Blüten enthaltenen Stoffe Amentoflavon und Biapigenin.

Phloroglucinderivate

Im Kraut und in den Blüten des Johanniskrauts finden sich Substanzen, deren chemische Struktur Ähnlichkeiten mit den Inhaltsstoffen des Hopfens Humulon und Lupulon aufweisen. Das Hyperforin und Adhyeperforin, so die Bezeichnung der Stoffe, sind äußerst oxydationsempfindlich (hohe Reaktionsbereitschaft, die chemische Struktur zugunsten der Aufnahme von Sauerstoff zu verändern). Daher konnten Stoffe bisher nur in ganz frischem Kraut und in den Blüten sowie in frisch zubereitetem Johanniskrautöl nachgewiesen werden.

Heilende Eigenschaften

angstlösend
antibakteriell
antidepressiv
beruhigend
blutreinigend
durchblutungsfördernd
granulationsfördernd
krampflösend
nervenstärkend
schmerzstillend
stimmungsaufhellend
verdauungsfördernd
wundheilend

V. Keine Zauberei: Pillen, Salben und Tinkturen

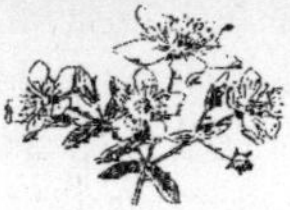

1. Innerliche Anwendung

Johanniskraut kann in jeder Form innerlich angewendet werden. Die häufigste und einfachste Form der inneren Anwendung ist der heiße Aufguß als Tee.

2. Äußerliche Anwendung

Vor allem bei Verletzungen, Blutungen und für kosmetische Zwecke kommt das Johanniskraut in Form von Cremes, Salben oder Ölen zum Einsatz. Aber auch Tinkturen und das ätherische Öl eignen sich bei bestimmten Krankheitsbildern bestens zum äußerlichen Auftragen. Die Zugabe einiger Tropfen des ätherischen Öls in ein Vollbad kann ebenfalls dazu beitragen, diverse Beschwerden zu lindern.

3. Homöopathische Anwendung

Die homöopathische Verabreichung von Hypericum perforatum wird, wie alle anderen Homöopathika auch, nicht aufgrund einzelner Beschwerden verordnet, sondern immer nur im Hinblick auf ein umfassenderes Krankheitsbild. In der potenzierten homöopathischen Form ist meistens (ab der D23 oder C12) kein Molekül des Ausgangsstoffes mehr enthalten. Das bedeutet, daß bei der homöopathischen Behandlung vor allem das geistige Prinzip der Pflanze zu der Therapie genutzt wird. Die Schlüsselsymptome, die eine Verordnung von Hypericum perforatum sinnvoll erscheinen lassen, sind neben einer melancholischen Grundstimmung, Asthma, Geschwüre, Hämorrhoiden, Quetschungen und Rückenprellungen, Splitterverletzungen, Tetanus, Nagelverletzungen und Verletzungen der Nervenenden. Grundsätzlich kann es in der D12 als Erste-Hilfe-Mittel bei Verletzungen gute Dienste leisten. Je höher die Potenzierung geht, um so mehr wird dadurch der geistig-emotionale Bereich im Menschen angesprochen.

4. Chakrenharmonisierung

Die sieben Chakren des Menschen sind Energiezentren, die durch verschiedene Techniken oder Anwendungen beruhigt oder aktiviert werden können. Die Harmonisierung der Chakren kann über Farben, Düfte, Schwingungen und auch Pflanzen erfolgen. Das mit reichlich Lichtenergie aufgeladene Johanniskraut ist insbesondere als Rotöl in der Lage, die Chakren zu reinigen und den Energiefluß darin zu aktivieren.

5. Blütenessenz: Saint John's Wort

Die Blütenessenz trägt zur Förderung des »inneren Lichts« bei. Saint John's Wort stellt einen Bezug zum Licht und zum Feuerelement her. Menschen, die gut auf die Saint-John's-Wort Essenz ansprechen, sind sensibel und dünnhäutig. Sie entwickeln häufig Symptome in Form von Hautreizungen und Allergien. Oftmals leiden sie an ungewöhnlichen Ängsten und reagieren sehr empfindlich auf umweltbedingten Streß wie Luftverschmutzung oder starke Sonneneinstrahlung. Kinder haben verstärkt Alpträume und neigen zum Bettnässen. Die Blütenessenz St. John's Wort hilft, Ängste, insbesondere die Angst vor dem Feuer, zu mindern. Sie trägt dazu bei, das innere Licht zu entfachen und verleiht darüber hinaus das Gefühl innerer Geborgenheit. Aber auch Männer, die eine Prostataerkrankung haben, sowie Menschen, die unter Inkontinenz der Blase leiden, erfahren durch die Blütenessenz Linderung. Um den unterbrechungsfreien Energiefluß vom Wurzelchakra zum Kronenchakra zu erleichtern, kann es bei älteren, alleinlebenden Menschen zu einer sanften Öffnung der Sexualchakren eingesetzt werden. Dies geht meist mit einer Steigerung der Lebensfreude und einem höheren Selbstwertgefühl einher. Saint John's Wort kann bei älteren Menschen eine aktivere Lebenseinstellung zur Folge haben, so daß sie plötzlich wieder den Mut und den Elan finden, die eigenen vier Wände zu verlassen und aktiv am Leben teilnehmen.

VI. Der Stimmungsmacher: Hilfe bei Depressionen

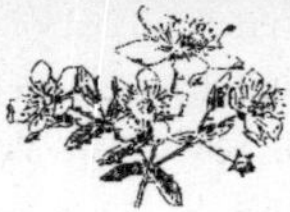

1. Depressionen: eine Krankheit im Aufbruch

Glaubt man den Berichten der Weltgesundheitsorganisation (WHO), so leidet jeder vierte Mensch im Laufe seines Lebens zumindest einmal an einer depressiven Verstimmung. Und die Tendenz ist steigend! Depressionen treten vermehrt in den Bevölkerungsschichten auf, in denen man dies am allerwenigsten vermuten möchte, nämlich bei den gut und sehr gut verdienenden Personen, also Menschen, die eigentlich alles haben und sich alles leisten können. Warum leiden gerade sie immer häufiger unter Depressionen und warum ist gerade dort der Konsum an Psychopharmaka, Drogen und Suchtmitteln am größten?

Depressionen – Zeichen unserer Zeit?

Versuchen wir die Antwort auf diese Fragen über einen Umweg zu ergründen. Wenn es schon nicht einleuchten mag, daß die »Supererfolgreichen« und die Reichen mit ihrem Schicksal hadern und depressiv werden, sollten wir uns auf die Suche nach Menschen machen, die keine Depressionen kennen. Wirklich glückliche Menschen leben einfach, haben keine Ansprüche, freuen sich über jeden

Sonnenaufgang, jede Blume am Wegesrand und über jeden Menschen, dem sie begegnen. Auf echte Lebensfreude, die ja das Gegenteil von Depressionen ist, treffen wir daher fast nur noch bei den Naturvölkern oder bei den einfachen, meist alten Leuten.

Materie verdunkelt die Seele

Der materielle Überfluß, an dem sich gerade die Bevölkerung der Industrienationen erfreut, wirft seine Schatten über die Menschheit und verdunkelt ihre Seelen. So mangelt es uns und vor allem den bereits an Depressionen erkrankten Menschen an Licht und Lebensfreude. Wie sollen wir auch wirklich glücklich werden oder zur Ruhe kommen, wenn man uns täglich von morgens bis abends immer wieder suggeriert, daß wir gar nicht glücklich sein können! Radio- und Fernsehspots zeigen uns permanent unsere Mängel auf. Sie unterstellen meist sogar ein Manko, das wir bislang noch gar nicht wahrgenommen hatten.
Erst die Reklame für das Neue macht uns darauf aufmerksam, daß das Alte nicht länger ausreichend ist. Wohl dem, der noch gelernt hat, mit seinen finanziellen Mitteln umzugehen.

Vorfreude ist die schönste Freude

Die Vorfreude ist bekanntlich die schönste Freude. Arm sind aber die, die reich sind! Paradox, aber wahr. Wo bleibt die Vorfreude aufs neue Auto, wenn ich es mir sofort kaufen kann? Wie lange währt die Freude am Neuen, wenn es in einem halben Jahr bereits wieder überholt ist?

Die Freude am Fahren dürfte denen, die sich ebenfalls um die schönste Freude (die Vorfreude) bringen, spätestens dann völlig vergehen, wenn sie zur Erfüllung ihres Traums den Angeboten der Leasingfirmen oder Banken folgen. Der Preis für den auf Pump erhaltenen Lustgewinn ist hoch und scheint kein Ende zu nehmen. So sind es immer wieder materielle Dinge, die unser Leben verdunkeln und unsere Seele betrüben. Kommt dann zur Unvernunft auch noch Pech dazu, ist der Weg in die Lebenskrise und damit in die Depressionen schon vorgezeichnet. Betrachten wir die klinischen Symptome von Depressionen, so stellen wir fest, daß sich die ersten Anzeichen der Erkrankung in einer verminderten Wahrnehmung und Reaktionsfähigkeit auf äußerliche Reize äußern.

2. Weisheit und Heilung aus der Natur

Über dieses sinnige Bilder kann ich mich als Therapeut gar nicht genug erfreuen. Wie klug das Leben doch alles eingerichtet hat. Wenn jemand zu viel ißt oder trinkt, so wird ihm schlecht, und er muß sich übergeben. Essen und trinken wird er in den folgenden Tagen nur mit allergrößter Bedachtsamkeit. Wenn jemand über seine Verhältnisse lebt oder die Dinge des täglichen Lebens nicht mehr zu schätzen weiß, so wird sich diese Form des »Überfressens« in einer Art psychischen Übelkeit widerspiegeln, die man auch als verminderte Reaktionsfähigkeit bezeichnen könnte. Der Mensch wird depressiv. So oder so – die Natur des Menschen weiß sich wirkungsvoll auf jede erdenkliche persönliche Überforderung einzustellen und diese postwendend zu korrigieren – wenn man sie nur läßt!

Die Götterdämmerung

Unglücklicherweise ist es so, daß die Natur (hier sind die Selbstheilungskräfte des Menschen gemeint) sich nicht nur gegen die Uneinsichtigkeit des Egos zu behaupten hat, sondern sich darüber hinaus auch noch mit der »hohen Kunst« der Medizin messen muß. Daß man sich selbst die mangelnde Freude am neu Erworbenen nicht eingestehen kann, ist nur allzu menschlich und auch verzeihbar. Über kurz oder lang dämmert es jedoch auch dem hartgesottensten Egozentriker, daß die letzte Anschaffung nicht das erhoffte Glück brachte. Dämmern, sprich langsam hell werden (wir wollen positiv bleiben und nicht an Umnachtung denken), kann es allerdings nur dann, wenn die Schulmediziner bis dahin unsere Sinne nicht gänzlich vernebelt haben. Ist der Arzt nämlich nicht in der Lage, die Ursachen der Depression zu ergründen, und ist er weiterhin davon überzeugt, seinem Patienten tatsächlich damit zu helfen, indem er ihm »eine Nebelmaschine« in Form von Psychopharmaka verschreibt, sehen wir uns dem Beginn einer Karriere als Depressiver gegenüber.

Licht ins Dunkel

Ich möchte an dieser Stelle nicht falsch verstanden werden. Es liegt mir fern, die Ärzteschaft anzugreifen, geschweige denn, das schwerwiegende Krankheitsbild der Depressionen auf einige Bagatellfälle von Maßlosigkeit zu reduzieren. Die depressive Erkrankung ist in Wirklichkeit natürlich wesentlich vielschichtiger und komplexer, als dies hier ausgedrückt werden kann. Ich möchte auf diesen Seiten lediglich mögliche Zusammenhänge aufzeigen, die sich mit den bisherigen wissenschaftlichen Erkenntnissen decken. So ist die Wissenschaft gerade dabei, die Beziehung zwischen Licht und Depressionen sowie zwischen Licht und Johanniskraut zu ergründen. Ich leite daher den vielleicht etwas voreiligen und wissenschaftlich noch nicht belegten Schluß ab, daß gerade unter diesen Gesichtspunkten die herkömmlichen Präparate zur Behandlung von Depressionen nicht unbedingt die ideale Therapie sein können. Die chemisch hergestellten Psychopharmaka besitzen mit Sicherheit keine Lichtkräfte und daher scheinen sie, trotz anfänglicher Besserung, genau das Gegenteil von dem zu bewirken, was der Patient eigentlich für sein Heilung braucht. Ich denke, daß das Betrachten der Probleme mehr zur Lösung beitragen kann als das Verbergen. Was nutzt es einem Depressiven für sein weiteres Leben, wenn ihm eine Droge kurzzeitig das Gefühl vermittelt, alles sei in bester Ordnung? Abgesehen von der kontinuierlichen Dosissteigerung der Medikamente und den verheerenden Nebenwirkungen manövriert man den Patienten so in eine Abhängigkeit, die sicherlich nicht dazu beiträgt, die Lebensfreude wieder zu wecken, geschweige denn Licht ins Dunkel zu bringen.

Licht, das von innen kommt

So gesehen ist die Therapie bei Depressionen tatsächlich eine Lichttherapie und auch der Einsatz des Johanniskrauts absolut legitim. Das Johanniskraut zählt seit vielen Jahren zu den auf lange Sicht wirkungsvollsten Medikamenten bei der Behandlung von Depressionen. Und auch in der Ärzteschaft scheint sich diese Erkenntnis breitgemacht zu haben, da die Verordnung dieses Krauts sich immer größerer Beliebtheit erfreut. Vergleichende Studien mit chemischen Erzeugnissen machen deutlich, daß die pflanzlichen und synthetischen

Depressionslöser in etwa den gleichen Wirkungsgrad besitzen. Die Nebenwirkungen der pflanzlichen Präparate können jedoch im Gegensatz zu denen der chemischen vollkommen vernachlässigt werden. Es kommt weder zu Fahruntüchtigkeit noch zu Bewußtseinstrübung oder Übelkeit. Was bei all dem allerdings nicht vergessen werden darf, ist nach wie vor die Frage nach dem Warum. Depressionen lassen sich nicht dadurch aus der Welt schaffen, indem man das eine Medikament mit dem anderen vertauscht. Sie können nur dann wirksam behandelt werden, wenn man die stimmungsaufhellende Wirkung des Johanniskrauts dazu nutzt, das Licht ins Dunkel zu lassen.

3. Die Behandlung von Depressionen

Wie bereits erwähnt, sind Depressionen eine komplexe Erkrankung. Meist wird das Fundament für dieses Krankheitsbild bereits in der Kindheit gelegt. Doch in keinem Fall ist die Ursache von Depressionen leicht zu ergründen. Man muß im Sinne einer ganzheitlichen Heilung bei der Behandlung von Depressionen sehr behutsam vorgehen. Eine Therapie dieser Beschwerden ohne Berücksichtigung der Psyche ist jedoch nicht möglich. Ebenso muß ich die Hoffnungen derer zunichte machen, die glauben, Depressionen durch die alleinige Verabreichung von Medikamenten, gleichgültig welcher Art, heilen zu können. Wie bereits an anderer Stelle erwähnt, drücken sich Depressionen in einer mangelnden Reaktionsfähigkeit aus. Die Menschen bleiben von allen äußeren Reizen unberührt und sind nicht mehr in der Lage, sich über die kleinen und großen Dinge des Lebens zu freuen. Ihr Leben scheint in absolute Finsternis getaucht zu sein, und ihnen fehlt jeder Lebenswille. Das oberste Gebot ist hier, die erkrankten Personen aus ihrer Lethargie zu befreien, indem man ihre Aufmerksamkeit auf angenehme Dinge und Begebenheiten lenkt. Es erfordert viel Geduld und Zeit, bis eine entsprechende psychotherapeutische Behandlung erste Erfolge zeigt. In Verbindung mit entsprechenden Präparaten wie zum Beispiel dem Johanniskraut sind diese psychotherapeutischen Arbeiten allerdings wesentlich wirkungsvoller. So kann gerade Johanniskraut hervorragende Dienste bei der Behandlung von Depressionen leisten, indem es die verdunkelte Seele von innen wieder mit Lichtenergie versorgt. Ausgehend von der Theorie, daß Depressionen auf körperlicher Ebene eine Reaktion auf die mangelnde Auswertung der Lichtenergie im Körperhaushalt sind, leuchtet es ein, daß das Therapiekonzept mit Johanniskraut und Lichtbeflutung eine ideale Behandlung bei Depressionen ist. Die Kombination von Johanniskraut, Licht und intensiver Psychotherapie zeigt daher meist gute Erfolge.

Das können Sie tun

Trinken Sie täglich drei bis fünf Tassen Johanniskrauttee. Für eine Tasse Tee nehmen Sie einen gehäuften Teelöffel des Krauts, übergießen es mit heißem Wasser und trinken den Tee mit Honig gesüßt. Bereiten Sie den Tee jedesmal frisch zu und trinken Sie ihn heiß.

Eine sehr wirksame Teemischung gegen Depressionen in Verbindung mit Unruhe, Nervosität und Schlafstörungen erhält man durch Baldrian und Johanniskraut. Geben Sie zu gleichen Teilen Baldrianwurzel und Johanniskraut in ein Gefäß, und übergießen Sie die Teemischung mit heißem Wasser. Zehn Minuten ziehen lassen und heiß

trinken. Wenn die Unruhezustände keine Besserung erfahren, kann man der Teemischung zusätzlich noch Hopfen beifügen.
Wer den Tee wegen seines leicht bitteren Geschmacks nicht so gerne trinkt, kann auch einige Tropfen der Johanniskraut-Tinktur oder des ätherischen Öls in einem Glas Wasser lösen und trinken.
In Apotheken gibt es außerdem eine Vielzahl von pflanzlichen Psychopharmaka, die sich bei Depressionen bestens bewährt haben. Fragen Sie Ihren Arzt oder Apotheker, wenn Sie sich bei der Wahl der entsprechenden rezeptfreien Medikamente unsicher sind.

Hinweis: Es macht keinen Sinn, depressiven Menschen ständig ein abwechslungsreiches Programm zu bieten. Damit erreicht man gerade das Gegenteil. Versuchen Sie vielmehr, zusammen mit der depressiv gestimmten Person die Schönheit des Lebens im Alltag wieder zu entdecken. Dabei kann eine Blume, ein Bild oder entsprechende Musik gute Dienste leisten. Die größte Hilfe gibt man Depressiven, wenn man ihnen Aufmerksamkeit und nicht Mitleid schenkt.
Suchen Sie sich einen erfahrenen Homöopathen. Er kann bei Depressionen oftmals durch die Verabreichung des passenden Medikaments den ersten Schritt in Richtung Besserung einleiten. Ein entsprechendes Mittel kann an dieser Stelle nicht empfohlen werden, da sich die homöopathische Behandlung gerade bei diesem psychisch verursachten Beschwerdebild an ganz individuellen Symptomen orientiert.

VII. Anwendungsgebiete von A bis Z

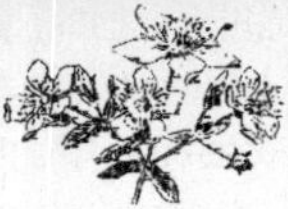

Zum Verständnis

Die im folgenden aufgeführten Beschwerden haben allesamt gemeinsam, daß sie durch die Einnahme von Johanniskraut gelindert werden können. Sofern nichts anderes erwähnt wird, empfiehlt sich immer die innerliche Anwendung entweder als Tee, Tinktur, Öl oder als Extrakt (Pulver). Wenn einige Beschwerden die zusätzliche äußerliche Anwendung erfordern, so werde ich an entsprechender Stelle darauf hinweisen. Für alle anderen Beschwerden gilt, daß sich das Johanniskraut in der innerlichen Verabreichung als hilfreich erwiesen hat. In dieses Buch wurden nur die Beschwerdebilder aufgenommen, die gut bis sehr gut auf die Behandlung mit Johanniskraut ansprechen. Obwohl neuere Forschungen dem Johanniskraut auch eine therapeutische Wirkung bei der Behandlung von AIDS oder Krebs unterstellen, habe ich die bislang kontrovers diskutierten Ergebnisse bewußt nicht aufgenommen. Und wer dieses Buch aufmerksam liest, wird auch ohne Spekulationen über mögliche und unmögliche Therapieerfolge wissen, was er von dieser wunderbaren Pflanze zu erwarten hat.

Bei der Beschreibung der Beschwerden habe ich meist darauf verzichtet, die Symptome einzelner Beschwerden zu beschreiben. Der geneigte Leser soll mit Hilfe dieses Buches nicht in die Kunst der ärztlichen Diagnose eingeführt werden, sondern vielmehr die Möglichkeit haben, die Hintergründe einer Erkrankung zu erkennen oder zu begreifen. Die Diagnosen der Ärzte sind meist sehr gut, hier gibt es meines Erachtens auch nichts mehr zu ergänzen. Der Mangel der modernen Schulmedizin besteht vielmehr in der Unfähigkeit, das Beschwerdebild als persönliche Aufforderung zur Genesung zu betrachten. So habe ich den Schwerpunkt bei der Betrachtung der Krankheitsbilder auf die psychologische Ebene verlegt. Dabei war es mir wichtiger, mit Hilfe umgangssprachlicher Formulierungen die Beschwerdebilder zu beschreiben, anstatt mit schulmedizinischen Fachausdrücken vom Wesentlichen der Erkrankung abzulenken. Wenn wir mit den Kräften der Natur heilen wollen, dann müssen wir auch die Sprache der Natur verstehen lernen. Sie kann sich uns Menschen jedoch nur in Bildern und Symbolen mitteilen. Betrachten wir daher die Symptome, die sich für unsere Gesundheit stark machen (und das Leiden schaffen), einmal bildlich. Betrachten wir sie als Freunde, die nichts anderes im Sinn haben, als uns zu warnen und zu helfen. Betrachten wir sie als natürliche Reaktionen.

Abgeschlagenheit

Unter Müdigkeit und Abgeschlagenheit leiden immer mehr Menschen. Obwohl die Arbeitszeit noch nie so kurz und die Freizeit noch nie so lang war, nehmen diese Beschwerden ständig zu. Zum einen liegt es sicherlich am steigenden Freizeitstreß, der die Menschen nicht zur Ruhe kommen läßt. Zum anderen tragen aber auch falsche Ernährung und die zunehmend sitzenden beruflichen Tätigkeiten dazu bei, Trägheit und Müdigkeit zu fördern. Doch was von vielen als

Müdigkeit und Abgeschlagenheit empfunden wird, kann meist auf einen unausgefüllten oder nicht zufriedenstellenden Alltagsablauf zurückgeführt werden. Häufig ist die berufliche Situation als Auslöser für diese Beschwerden zu sehen. Zu wenig Anerkennung vom Chef oder unbefriedigende Arbeitsabläufe können der Psyche stark zusetzen und zu einem Müdigkeitsgefühl führen. Hier finden sich im Ansatz bereits erste Anzeichen leichter Depressionen. Nach dem Motto: Alles, was ich mache, befriedigt mich nicht. Kontinuierlicher Energieeinsatz für eine Tätigkeit, die weder ausfüllt noch Anerkennung bringt, führt so im Laufe der Zeit zu chronischer Müdigkeit und einem (Ab-)Geschlagenheitsgefühl.

Das können Sie tun

☞ Suchen Sie nach Möglichkeiten, ihre Routineabläufe im Alltag zu verändern. Geben Sie sich nicht geschlagen. Beschäftigen Sie sich mit Dingen, die Ihnen Freude machen und nicht mit unsinnigen Tätigkeiten, die gerade »in« sind. Ganz wichtig ist es, daß Sie am Ende des Tages auf etwas zurückblicken können, das Sie geschafft haben. Achten Sie daher sowohl im Beruf als auch im privaten Bereich darauf, daß Sie angefangene Dinge nach Möglichkeit immer sofort zu Ende bringen und die Arbeit nicht auf die lange Bank schieben. Bei Abgeschlagenheit oder Müdigkeit leistet Johanniskraut in allen Darreichungsformen große Hilfe. Insbesondere in Kombination mit Baldrian, Hafer, Holunder, Kamille, Lavendel oder Lindenblüten kann so die Motivation geschaffen werden, etwas Neues in Angriff zu nehmen. Der tägliche Genuß von Johanniskrauttee, den Sie nach eigenem Belieben oder je nach Geschmack mit den hier genannten Kräutern kombinieren, wird Sie bald wieder auf Trab bringen.

Entspannungsbad: Geben Sie Johanniskraut, Baldrian und Lindenblüten zu gleichen Teilen in ein heißes Vollbad. Hören Sie dabei zum Beispiel meditative Musik und zünden eine Kerze an. Geben Sie einige Tropfen eines gut duftenden ätherischen Öls in eine Duftlampe oder einen Verdampfer, und genießen Sie die wohlige Entspannung.

Abszeß

Abszesse, Beulen oder Furunkel entstehen meist durch äußere Verletzungen und anschließende Infektion der entsprechenden Wunde. Neben dieser mechanischen Ursache kann man Abszesse aber auch als körperliche Antwort auf nicht wahrgenommene seelische Konflikte betrachten. Demzufolge stellt jede Entzündung einen ungelösten Konflikt dar, der sich an entsprechender Stelle im Körper Gehör verschaffen möchte. So ist der Ort und die entsprechende Einschränkung der körperlichen Funktionsfähigkeit von großer Bedeutung, um die Information der Beschwerden zu entschlüsseln. Über die auftretenden Symptome rückt der bislang nicht wahrgenommene seelische Konflikt ins Bewußtsein und zwingt uns zur Unterlassung bestimmter Handlungen. Ein Abszeß geht meist mit hohen Fieberschüben einher und schwächt somit den gesamten Körper. Die Konsequenz ist meist eine verminderte körperliche Aktivität oder eine gezielte Einschränkung der Bewegungs- oder Handlungsfreiheit (Arme, Beine, Hände oder Füße schmerzen bei Bewegung).

Das können Sie tun

Hinweis: Bei chronischen und lange anhaltenden Beschwerden kann die Suche nach ungelösten seelischen Konflikten große Dienste bei der Heilung leisten. Umschläge mit Johanniskrauttinktur oder das Auftragen von Johanniskrautöl (Rotöl) können die Infektion hemmen und die Wundheilung beschleunigen. Bei Fieber oder allgemein gedrückter Stimmungslage aufgrund anhaltender Krankheit sorgt der Tee für eine rasche Besserung.

☞ Ringelblumensalbe im Wechsel mit Rotöl auf die entsprechenden Entzündungsherde aufgetragen, beschleunigt den Heilungsprozeß.

Angstzustände

Wir leben in einer Gesellschaft, in der das Sicherheitsdenken einen extrem hohen Stellenwert einnimmt. Die logischen Folgen sind Ängste, diese Sicherheit zu verlieren. Aber nicht nur auf der materiellen Ebene nehmen die Verlustängste zu. Auch im psychischen Bereich steigt die Zahl der Angstpatienten dramatisch an. Viele Ängste lassen sich auf die Kindheit zurückführen, in der die Kinder auf Geborgenheit und entsprechende Zuneigung verzichten mußten. Auch das ängstliche Verhalten der Eltern, die befürchten, daß ihrem Nachwuchs etwas zustoßen könnte, verhindert, daß sich die Kinder zu mutigen und angstfreien Erwachsenen entwickeln. Anstatt den Ängsten zu begegnen und sie an der Wurzel zu packen, schließen wir lieber die Augen vor der Wirklichkeit und suchen nach entsprechenden Versicherungen, die uns zumindest vor materiellem Schaden bewahren und so ein Leben ohne Angst ermöglichen sollen. Die Versicherungsgesellschaften haben das Geschäft mit der Angst schon lange erkannt und lassen keine Gelegenheit ungenutzt, mit unheilschwangeren Spots die Ängste in der Gesellschaft zu schüren. Nicht »Licht ins Dunkel«, sondern »Blenden um jeden Preis« ist die Devise, und je mehr die geblendete Menschheit im Dunkeln tappt, desto besser blüht das Geschäft mit der Angst. Die regelmäßige Einnahme von Johanniskraut wird wohl kaum dazu beitragen, derartige Geschäftspraktiken zu verhindern, aber sie macht es in jedem Fall leichter, diese Spots zu ertragen. Denn das Licht kommt in die Finsternis, und wo Licht ist, ist für Angst kein Platz.

Das können Sie tun

Hinweis: Angst kommt von Enge. Lassen Sie sich nicht in die Enge treiben! Suchen Sie selbst nach Auswegen, und legen Sie ihr Schicksal nicht in die Hände anderer. Ängste lassen sich nicht kurzfristig besiegen. Zur Behandlung braucht man viel Zeit und Geduld. Beginnen Sie zuerst in Gedanken, sich auf Angstsituationen einzustellen, und suchen Sie dabei nach Lösungen.
Haben Sie zum Beispiel Angst vor der Dunkelheit, kann ein Gedankenspiel, in dem Sie sich vorstellen, daß Sie einen Spaziergang in der Dunkelheit machen, heilsam sein. Ergründen Sie dabei die spezifischen Ängste.

☞ Eine Atemtherapie kann gerade bei Ängsten eine große Hilfe sein. Dem bewußten, langsamen und tiefen Einatmen folgt eine unmerkliche Pause, die in die ebenso bewußte und zwanglose Ausatemphase überleitet. Lassen Sie sich von dem Rhythmus des Atems tragen, und legen Sie ihre Ängste und Sorgen vertrauensvoll in den Atem, der ihren Körper verläßt. Diese Übung können Sie täglich zehn Minuten lang machen.

Johanniskrautextrakt, Johanniskrauttee, Johanniskrautöl oder Johanniskrauttinktur wirken allesamt angstlösend.
Ergänzend zu allen innerlichen Darreichungsformen des Johanniskrauts bietet die Schatztruhe der Naturheilkunde weitere Pflanzen wie zum Beispiel Hopfen oder Kawa Kawa (Piper methysticum) zur Behandlung von Ängsten an. Letzteres wirkt euphorisierend und gedankenanregend. Das beste Ergebnis erzielt man beim Kauen, Ausspucken und Widerkauen der Wurzel. Diese etwas gewöhnungsbedürftige Art der Einnahme wird durch deren Wirkung in jedem Fall gerechtfertigt.

Bettnässen

Das unwillkürliche Harnlassen von Kindern während des Schlafs ist hauptsächlich auf psychische Ursachen zurückzuführen. Die Absonderung oder Ausscheidung von Körperflüssigkeiten geht immer mit dem Bedürfnis einher, sich emotional mitzuteilen. Was beim Weinen noch ganz offensichtlich ist, wird bei einem ähnlichen nicht wahrgenommenen emotionalen Bedürfnis durch das Bettnässen zum Ausdruck gebracht.
Schließlich ringen die nassen Kleider und das nasse Bett den Eltern eine gehörige Portion an Aufmerksamkeit ab. Aber auch falsche Ernährungsgewohnheiten oder die Nachlässigkeit der Eltern können dieses Beschwerdebild fördern. Solange die Gefahr des Bettnässens besteht, sollten die Eltern darauf achten, daß das Kind etwa eine Stunde vor dem Schlafen keine größeren Mengen an Flüssigkeit zu sich nimmt und es darüber hinaus die Blase vor dem Schlafengehen vollständig entleert.

Das können Sie tun

Hinweis: Auch wenn andere Ursachen für das Bettnässen in der Fachliteratur genannt werden, sollte man immer eine emotionale Vernachlässigung in Betracht ziehen. Oftmals kann es schon helfen, wenn Sie ihr Kind als vollwertigen Menschen akzeptieren und versuchen, auf sein Seelenleben einzugehen. Besser 15 Minuten intensiv die Seelenlandschaft ihres Kindes durchleuchten als täglich Betten überziehen und trocknen zu müssen.

Geben Sie etwa 20 Gramm Johanniskraut in ein Leinensäckchen und verschnüren es gut. Legen Sie das Säckchen ihrem Kind unter das Kopfkissen. Zusätzlich können Sie seine Bauch- oder Leistengegend mit Johanniskrautöl oder Johanniskrauttinktur sanft einreiben sowie ihm darüber hinaus ein bis zwei Tassen oder Fläschchen Tee zum Trinken geben.

Bluterguß

Der Bluterguß (Hämatom) ist eine Blutung, die sich in dem Gewebe ausbreitet. Meist ist ein Stoß oder eine andere stumpfe mechanische Verletzung für das Platzen der Blutgefäße verantwortlich. Es kann aber auch sein, daß Blutgefäße ohne Fremdeinwirkung reißen und so einen blauen Fleck hinterlassen.

Das können Sie tun

Das Einreiben mit Johanniskrautöl sorgt für eine verbesserte Durchblutung des betroffenen Gewebes und ermöglicht so eine schnellere Entschlackung und Regenerierung. Das hat auch den Effekt, daß Ihr blauer Fleck schneller zurück geht.

☞ Am Anfang soll der Bluterguß etwa zehn bis 30 Minuten mit Eis gekühlt werden, um eine weitere Schwellung zu verhindern. Zum schnelleren Abbau des Ergusses empfiehlt es sich, die betroffene Körperstelle abwechselnd mit kalten und warmen Wassergüssen zu behandeln. Durch die Reizwirkung wird der Stoffwechselprozeß beschleunigt und ein rascheres Abklingen des Blutergusses bewirkt.

Brandwunden

Bei Brandwunden liegt eine ähnliche Problematik wie beim Abszeß vor. Auch Brandwunden können in der Folge einen Abszeß zum Vorschein bringen und bedürfen daher der gleichen Behandlung. Interessant ist lediglich die Betrachtungsweise, daß insbesondere »heiße« Themen dazu führen können, sich den Mund, die Hände oder andere Körperteile zu verbrennen.

Fragen: Gibt es in Ihrem Leben heiße Themen, die Sie nicht wahrhaben wollen? Schwelen psychische Konflikte, die nicht zur Sprache kommen? Reden Sie um den »heißen Brei« herum, oder kommen Sie auf den Punkt?

Bronchitis

Die Lungen sind neben der Haut das größte »Kontaktorgan« des Menschen. Während der Kontakt über die Haut zu anderen Menschen bewußt gesteuert werden kann, ist dies mit der Atemluft nicht möglich. Über die Atemwege nehmen wir – ob wir wollen oder nicht –

Kontakt zu unserer Umwelt und unseren Mitmenschen auf. Wir sind nicht in der Lage, die Ausatemluft von Freund oder Feind zu unterscheiden, geschweige denn zu filtern. So wird jeder Mensch über die Einatemluft zum Kontakt mit anderen Menschen gezwungen. Bei der Bronchitis liegt ein entzündlicher Prozeß, also eine Reizung der Atemorgane vor. Diese Reizung der Schleimhäute spiegelt dabei die psychische Reizung der Seele wider. Angesichts der massiven Zunahme von Umweltgiften und der Umweltverschmutzung ist diese körperliche Reaktion durchaus verständlich. Doch die Auslöser für eine Bronchitis sind nicht nur daran festzumachen, sondern liegen vielmehr in der unbewußten Verweigerung begründet, mit der Umwelt oder seinen Mitmenschen in Kontakt zu treten. Betrachten wir die körperlichen Symptome, so stellen wir fest, daß die Entzündung der Atemwege zu einer vermehrten Schleimproduktion führt. Verschleimtes Lungengewebe ist in seiner Funktion jedoch stark eingeschränkt. Die Anreicherung des Bluts mit Sauerstoff sowie die Abgabe von Stickstoff findet in diesem Bereich so gut wie nicht statt. Auf der körperlichen Ebene zeigt sich also die Verweigerung des Gebens und Nehmens. Die vom Körper gebildeten »Schleimpolster« legen sich wie Löschschaum schützend auf das gereizte Gewebe, und die beeinträchtigte Lungenfunktion führt zu einer Verminderung der gesamten körperlichen Leistungsfähigkeit.

Das können Sie tun

<u>Hinweis:</u> Kein Mensch ist eine Insel, und jeder Mensch ist ein Individuum. Wir müssen lernen, die Eigenarten anderer zu akzeptieren oder uns mit ihnen bewußt auseinanderzusetzen. Wenn wir Unmut und Ärger nur still in uns hineinfressen, verdunkeln unsere Sinne.

Viel besser ist es, sich an entsprechender Stelle »Luft zu verschaffen« und seinen Unmut dort zu äußern, wo er angebracht ist.
Fragen: Was will ich nicht in mein Leben hineinlassen? Auf welche Personen oder Gruppen reagiere ich gereizt?
Neben der Einnahme von Johanniskraut hat sich bei Bronchitis besonders die Inhalation von ätherischen Ölen bewährt. Insbesondere Kamillenblüten und Fenchel wirken auf die Atemwege beruhigend. Geben Sie dazu etwa zwei Eßlöffel Kamillenblüten, zwei Eßlöffel Johanniskraut und zwei Eßlöffel Fenchel in einen Liter kochendes Wasser. Legen Sie sich ein Handtuch über den Kopf und bedecken damit zusätzlich das Gefäß mit der Kräutermischung. So können die wertvollen ätherischen Öle der Heilpflanzen tief in das Lungengewebe vordringen und ihre lindernde Wirkung entfalten.

Darmkolik

Neben Infektionen und falscher oder verdorbener Ernährung lassen sich Darmkoliken häufig auf psychische Auslöser zurückführen. Im Darm wird über die Verwertbarkeit der Nahrung entschieden. Dabei werden die materiellen Dinge der Nahrung in kleinere, für den Körper brauchbare und unbrauchbare Bestandteile zerlegt. Dieser Prozeß benötigt vor allem Zeit und Ruhe. Unter psychischem Streß, etwa vor Prüfungen oder Auftritten, gerät der Körper und seine Analysefähigkeit immer stärker unter Druck. Auf der psychischen Ebene beschäftigt man sich plötzlich mit Dingen, über die man nie zuvor nachgedacht hatte. Diese geistige Überanstrengung spiegelt sich auch auf der körperlichen Ebene durch eine erhöhte Darm- und Analysetätigkeit wider. Blähungen, Krämpfe und Durchfall sind die häufige Folge.

Das können Sie tun

Hinweis: Eine fleischlose und ballaststoffreiche Ernährung entlastet die Darmtätigkeit. Lassen Sie sich beim Essen Zeit, und setzen Sie sich nicht unter Druck! Wenn Sie schon gedanklich viel zu verarbeiten haben, sollten Sie gerade während dieser Zeit auf bekömmliche und nicht zu vielseitige Ernährung achten.

☞ Zur Darmsanierung hilft heiße Knoblauchmilch. Geben Sie dazu drei bis vier Knoblauchzehen auf einen Viertelliter Milch und kochen die Milch kurz auf. Die Milch noch gut fünf Minuten auf der Kochplatte belassen und dann abseihen. Die Knoblauchmilch möglichst heiß trinken.

Reichlich Johanniskrauttee wirkt beruhigend, angstlösend und hat eine zusammenziehende Wirkung. Der Tee beugt zusätzlich dem drohenden Flüssigkeitsverlust bei Durchfall vor.

Gastritis

Bei der Gastritis handelt es sich um eine Entzündung der Magenschleimhaut. Wenn die Angelegenheiten des täglichen Lebens nicht mehr so leicht verdaulich sind oder einem etwas auf den Magen schlägt, kann dies Bauchschmerzen bereiten. Der Magen reagiert schließlich »sauer« auf die hereinbrechenden, frisch zu verdauenden Dinge. Er geht sogar so weit, daß er in seiner aggressiven Grundhaltung nicht einmal davor zurückschreckt, sich selbst, also die Magenschleimhaut, zu verdauen.

Das können Sie tun

Hinweis: Achten Sie auf eine regelmäßige und leicht verdauliche Ernährung. Lassen Sie sich beim Essen und Kauen der Nahrung viel Zeit. Beruhigen Sie Ihren Geist, bevor Sie materielle Nahrung aufnehmen.

☞ Machen Sie vor den Mahlzeiten einen kleinen Spaziergang, bei dem Sie sich an der Natur erfreuen und den Geist beruhigen. Lassen Sie gedanklich bei jedem Schritt ein Alltagsproblem hinter sich.

Neben Johanniskrauttee können auch Kamille, Pfefferminze, Schafgarbe und Melisse als Tee zubereitet für eine Beruhigung der Magenschleimhaut sorgen.

Hausmittel: Ein Glas rohen Weißkohlsaft vor den Mahlzeiten trinken.

Hexenschuß

Hexenschuß ist die landläufige Bezeichnung für den plötzlich einschießenden ziehenden Schmerz in der Wirbelsäule. Dieses Reißen kannte man bereits in der Antike, wo alle plötzlich auftretenden Schmerzen als Strafe der Götter oder Hexen interpretiert wurden. Obwohl diese Anschauung dem Glauben an die Wissenschaft gewichen ist, spricht auch der moderne Menschen noch immer vom Hexenschuß. Die Symptome zeigen sich in einer Einschränkung der Bewegungsfähigkeit: Die kleinsten Unebenheiten der Erdoberfläche wie Bordsteine oder Stufen werden zu unüberwindbaren Hindernissen.

Häufig tritt der Hexenschuß als Folge körperlicher Überlastung auf, wenn wir uns übermäßig von materiellen Dingen hinreißen lassen. Meist sehen wir uns dabei noch als Opfer, dem das Schicksal zu viel aufgeladen oder aufgebürdet hat. Erst wenn der Bogen überspannt und das Leben un»erträglich« geworden ist, zwingt uns die Last auf den Schultern dazu, »kürzer zu treten« und uns von unnötigem Ballast zu befreien. Jetzt spüren wir die »Kraft der Götter« wie einen unsichtbaren Finger im Genick, die uns beugt und zur Demut zwingt. Hier könnte allein die früher von Ärzten obligatorisch gestellte Frage »Was fehlt Ihnen denn?« der Schlüssel zur Heilung sein. Die Antwort könnte lauten: Aufrichtigkeit, Flexibilität, Demut. Heute beschränkt sich der Arzt jedoch auf die wesentlich unverfänglichere Frage »Was haben Sie denn?«.

Das können Sie tun

Hinweis: Auch wenn Sie glauben, der Nabel der Welt zu sein, so gibt es doch noch andere Menschen, die Ihnen zur Seite stehen und Ihnen Lasten abnehmen können. Lernen Sie Hilfe in Dankbarkeit und Demut anzunehmen, bevor Sie das Schicksal oder die Hexen dazu zwingen. Massagen mit Johanniskrautöl, Fangopackungen, Wärmebehandlungen und heiße Bäder bringen Entspannung und wirken schmerzlindernd.

Vorbeugen: Das richtige Tragen von Lasten ist eine wichtige Prophylaxe vor Hexenschuß. Achten Sie daher beim Heben immer auf eine aufrechte Haltung, und tragen Sie die Lasten körpernah. Wer will, kann diese Ratschläge auch auf die Psyche anwenden. Begegnen Sie Schwierigkeiten im Leben mit einer aufrechten Haltung, und versuchen Sie nicht, die Lasten von sich wegzuschieben, sondern lassen Sie diese an sich heran.

Kopfschmerzen

Die Kopflastigkeit unserer Gesellschaft zeigt sich an allen Ecken und Enden. »Quadratisch, praktisch, gut« heißt die Devise. Sämtliche Bemühungen haben nur das eine Ziel, die Unebenheiten des Lebens zu glätten und es allen recht zu machen, um ja nicht anzuecken. So zerbrechen wir uns tagein, tagaus den Kopf darüber, wie wir auch noch die letzten Unwägbarkeiten des Lebens in kalkulierbare quadratische Genußhäppchen verwandeln können. »Leider« ordnet sich die Natur dieser »Recht«schaffenheit nicht so leicht unter. Und je mehr man sich bemüht, die Kräfte der Natur zu zähmen, um so stärker treten die Zornesadern auf der Stirn hervor. Viele Menschen überlegen gar nicht mehr, was sich in der entsprechenden Symptomatik des Kopfschmerzes widerspiegelt. Veränderungen der Lebenseinstellungen sind nie leicht. Wer die sanften Aufforderungen des Lebens partout nicht wahrnehmen will und es vorzieht, mit dem Kopf durch die Wand zu wollen, braucht sich anschließend über die Kopfschmerzen nicht zu wundern.

Keine andere Erkrankung weist uns so direkt, so deutlich und so unmittelbar auf unser offensichtliches Fehlverhalten hin. Doch »leider« nehmen wir die Kopfschmerzen immer noch als bösen Feind wahr, den es lediglich zu besiegen gilt. Und indem wir uns die Schmerztabletten (und der Pharmaindustrie das Geld) in den Rachen werfen, legen wir den Grundstein für eine »never ending story« unserer Krankenkarriere.

Das können Sie tun

☞ Kopfschmerzen sind ein sehr sensibles Meßgerät, das ihre Einstellung zum Leben dokumentiert. Geben Sie den heilsamen Informationen die Chance, sich ihrem Bewußtsein mitzuteilen. Greifen Sie nicht sofort zur Tablette, sondern stellen Sie sich statt dessen die Frage, worüber Sie sich den Kopf zerbrechen oder was sich in Ihr Bewußtsein bohren will.

Hinweis: Werden Kopfschmerzen mit Hilfe von Schmerztabletten erst einmal erfolgreich bekämpft beziehungsweise mundtot gemacht, wird der Körper dazu gezwungen, die bestehende Problematik auf einer anderen, nicht so offensichtlichen Ebene zum Ausdruck zu bringen. Das Auftragen von Pfefferminzöl in Kombination mit Johanniskrautöl wirkt kühlend und schmerzlindernd.

Homöopathie: Besonders bewährt haben sich Belladonna (bei klopfendem Kopfschmerz mit rotem Gesicht) C30, Calcium phosphoricum (nach geistiger Überanstrengung) C30, Aconitum (nach starker Sonneneinstrahlung) C30 und Nux vomica (bei überempfindlichen Personen mit Magenschmerzen) C30.

Konzentrationsschwäche

Konzentrationsschwäche ist im eigentlichen Sinne gar keine Krankheit. Obwohl sich die Menschen immer weniger konzentrieren können, hat dieses Phänomen im eigentlichen Sinne mit den Begriffen gesund beziehungsweise krank nichts zu tun. Konzentrationsschwäche bringt lediglich den Mißmut gegenüber ungeliebten und uninteressanten Tätigkeiten ans Tageslicht. So ist es interessant zu beobachten, daß sich Konzentrationsschwäche in verschiedenen Aufgabenbereichen unterschiedlich stark äußert. Sollen Kinder etwa in der Schule ruhig sitzen und sich auf den realitätsfremden Lehrstoff konzentrieren, fällt dies den meisten sehr schwer. Läßt man die gleichen Kinder jedoch auf den Computer los, um den High-Score ihres Adventure-Games zu verbessern, legen sie eine ungeahnte Konzentrationsfähigkeit an den Tag. Mangelndes Konzentrationsvermögen heißt im übertragenen Sinne also nur, daß man sich für das betreffende Thema nicht interessiert. Die regen Gedanken lassen sich eben nicht von trockenem Schulstoff einfangen. Der freie und ungezügelte Geist flieht verständlicherweise in die Welt von Action und Abenteuer. Auch die Erwachsenen sind es im Grunde leid, immer nur ihre Pflichten zu erfüllen. So schaltet der Verstand bei der Bewältigung von Routineaufgaben schließlich ab und quittiert den Dienst. Da Krankheit in unserer Gesellschaft die einzige Möglichkeit zu sein scheint, sich ohne schlechtes Gewissen von lästigen Alltagspflichten zu befreien, schickte sich die Schulmedizin an, für Lustlosigkeit und Überdruß schleunigst ein eigenes Krankheitsbild, die Konzentrationsschwäche, zu kreieren.

Das können Sie tun

Hinweis: Wenn der Alltag zu eintönig wird und alles in Routine zu ersticken droht, ist es wichtig, sich Dingen im Leben zu widmen, die das Interesse wecken. Wer sich interessiert und in die Materie eintaucht (oder das Licht in die Materie bringt), wird automatisch sein Bewußtsein wie einen Spot auf die Dinge dazwischen richten. Viel Interesse bedeutet hohe Konzentration; hohe Konzentration bedeutet

gebündeltes Licht; kein Interesse bedeutet wenig Konzentration; wenig Konzentration bedeutet gestreutes Licht. Im ersten Fall ist relativ wenig zu erkennen, das aber dafür sehr deutlich. Im zweiten Fall rückt vieles ins Blickfeld, es bleibt jedoch schwammig.
Johanniskraut verfügt über viel Lichtenergie, die es in den Körper tragen kann. So eignet es sich besonders gut bei Konzentrationsschwäche, da Licht Erkenntnis bringt und Interesse weckt. Ätherische Öle wie Rosmarin, Thymian und Gewürznelke schaffen ein angenehmes Raumklima, das die Gedanken klärt. Das Johanniskrautöl kann zusätzlich auf die Schläfen aufgetragen und die ätherischen Öle in eine Duftlampe gegeben werden.

Krampfadern

Die Ursache von Krampfadern läßt sich – nüchtern betrachtet – auf eine unregelmäßige Erweiterung der Venen zurückführen. Die Schulmedizin weiß dies genauer mit einer Venenwandschwäche oder einer Druckerhöhung des venösen Blutkreislaufs zu beschreiben. Und so drängt sich mir die Frage auf, warum Venenwände plötzlich schwach werden? Haben sie keine Kraft mehr und warum? Doch wie kann man sich die Erkrankung bildlich vorstellen? Natürliche, von der Natur vorgegebene Grenzen (die Venenwände) können oder wollen vom Organismus nicht mehr aufrechterhalten werden. Die naturgegebene Elastizität der Venenwände scheint dem inneren Druck nicht mehr standhalten zu können. Übertragen wir das Geschehen auf die geistige Ebene, so liegt der Schluß nahe, daß auch dort ein ähnlicher Prozeß stattfindet. Die Seele (oder die Persönlichkeit), die seit Menschengedenken durch das Blut symbolisiert wird, versucht sich krampfhaft und mit aller Macht über die natürlichen Grenzen hinwegzusetzen. Schließlich nimmt der innere Druck überhand und die Dämme brechen. Interessanterweise zeigen sich die Krampfadern an den Stellen, an denen sie den größten Schaden anrichten. So sind es meist die Beinvenen, die als erste in diesem ungleichen Kampf kapitulieren. Sie geben dem drängenden Verlangen nach grenzenloser Expansion schließlich nach und quittieren bereitwillig ihren Dienst, was sich in unschönen Ausbuchtungen bemerkbar macht. Die vermehrte Blutansammlung in den vergrößerten Gefäßen werfen nun den gesamten Organismus aus der Bahn. Der Wunsch nach grenzenloser Expansion bleibt dann nur ein Traum. Die hochgelegten Beine müssen bandagiert werden und können den Wunsch nach ungebrochener Aktivität nicht länger »tragen«.

Das können Sie tun

Hinweis: Lernen Sie von der Natur. Suchen Sie Plätze auf, die von natürlichen Grenzen umgeben sind, zum Beispiel ein Flußufer. Stellen Sie sich vor, was passieren würde, wenn sich das Kräfteverhältnis zur einen oder anderen Seite verlagern würde. Versuchen Sie, die Sinnhaftigkeit dieser Grenzen zu begreifen.

Massagen mit Johanniskrautöl straffen die Venenwände. Roßkastanienextrakt sowie Ginkgo-biloba-Extrakt verringern den Gewebswasserstau und verbessern den Blutfluß.

Kneippsche Wasseranwendungen, insbesondere Wechselgüsse, trainieren die Gefäßwände und geben ihnen die verlorene Elastizität zurück.

Kreislaufstörungen

Kreislaufstörungen gehören mit zu den häufigsten Erkrankungen in unserer Gesellschaft. Sie äußern sich in anfallartig auftretenden Funktionsstörungen des Herz-Kreislauf-Systems ohne nachweisbare organische Ursachen. Je nach Schwere des Anfalls reichen die Symptome von vorübergehendem Schwindel bis hin zur Ohnmacht. Zum besseren Verständnis der Krankheit trägt vielleicht folgende Wortspielerei bei. Wir in Bayern kennen den Begriff »schwindeln«, der in liebevoller Weise die Tatsache umschreibt, daß jemand die Unwahrheit sagt. In anderen Teilen Deutschlands nennt man dies auch »flunkern« oder »unaufrichtig sein«. Wer oder was veranlaßt aber einen Menschen zum Lügen? In der Regel ist es das Fehlen von Recht(-fertigung) oder Macht. Wer im Recht ist oder Macht besitzt, wird kaum die Notwendigkeit verspüren, unaufrichtig zu sein. So ist also der Mangel an Macht (Ohnmacht) der Grund, daß uns Hören und Sehen vergeht. Es wird uns schwindlig, es zieht uns die Beine weg und wir fallen in Ohnmacht. Natürlich kann man sich dem Beschwerdebild der Kreislaufstörungen auch einfacher nähern, indem man sich das Wort auf der Zunge zergehen läßt. Der Kreislauf ist gestört! Anders ausgedrückt werden plötzlich Hindernisse oder Widerstände wahrgenommen, die dem weiteren Lebensverlauf im Weg stehen. In jedem Fall drückt eine Kreislaufschwäche einen Ruf nach Wahrheit aus. Sie zwingt uns zur Ehrlichkeit und dazu, zu unserem Leben zu stehen. Anders ausgedrückt weist sie uns und unsere Umwelt gezielt darauf hin, was uns fehlt.

Das können Sie tun

Hinweis: Hören Sie auf Ihr Herz und nicht auf den Kopf. Stehen Sie zu

Ihren Ängsten, Wünschen und Hoffnungen, und bringen Sie diese in liebevoller Weise zum Ausdruck. Was von Herzen kommt, wird auch die Herzen der anderen berühren.

☞ Bei Ohnmacht oder Kollaps empfiehlt es sich, die Beine des Betroffenen hochzulagern. Außerdem kann die Verabreichung von Arsenicum D12 den Kreislauf rasch wieder in Schwung bringen. Ätherische Öle wie Rosmarin und Thymian können ebenfalls das Allgemeinbefinden wieder rasch verbessern.

Magenschleimhautentzündung

Siehe Gastritis

Menstruationsbeschwerden

Die Regelblutung, Ausdruck von Weiblichkeit und Fruchtbarkeit kann durch verschiedene Faktoren gestört, verstärkt oder eingeschränkt sein. So werden Regelblutungen meist als schmerzhaft empfunden, wenn sich eine Frau ein Kind wünscht, aber nicht schwanger wird. Das verzögerte Einsetzen oder das Ausbleiben der Regel kann jedoch genau auf das Gegenteil hinweisen: die Angst, ein Kind zu bekommen. Grundsätzlich haben alle Menstruationsbeschwerden einen zentralen Ausgangspunkt: eine Verunsicherung in dem Selbstwertgefühl als Frau und in der Hingabefähigkeit an das Leben. Solange sich Frauen durch die monatliche Regel diskriminiert und minderwertig fühlen, wird sich ihnen die weibliche Rolle immer wieder schmerzhaft in Erinnerung bringen. Die Aufforderung dieser Beschwerden besteht darin, an der eigenen Hingabefähigkeit ans Leben zu arbeiten. Frauen, die im Einklang mit ihrer Weiblichkeit leben, werden mit der Menstruation kaum Probleme haben.

Das können Sie tun

Eine Teemischung aus gleichen Teilen Johanniskraut, Hirtentäschel und Ackerschachtelhalm kann starke Monatsblutungen lindern. Jeweils einen Teelöffel des Krauts mit einem halben Liter Wasser übergießen und zehn Minuten ziehenlassen.

Eine Wärmflasche, warme Bauchwickel oder das Auflegen eines Heublumensacks können schmerzhafte Monatsblutungen ebenfalls lindern.

☞ Besonders bei ziehenden Schmerzen kann die Massage des Unterleibs mit Johanniskrautöl Erleichterung verschaffen.

Muskelkrämpfe, -schmerzen, -zerrungen

Muskelverkrampfungen, -schmerzen oder -zerrungen lassen sich medizinisch gesehen auf Überanstrengung, Durchblutungsstörungen, fieberhafte Erkrankungen oder auf mechanische Verletzungen zurückführen. Bei der psychologischen Betrachtung dieser Beschwerden beschränken wir uns lediglich auf das Resultat der Symptome. Die zur Behandlung relevanten Hinweise erhalten wir jeweils von der Körperstelle und der Art der Beschwerden. Muskelkrämpfe sind die Folge von krampfhafter Überanstrengung. Diese kurzzeitig auftretenden Symptome regulieren unmittelbar ein entsprechendes Fehlverhalten und sind daher harmloser Natur. Erst wenn diese Hinweise keine Beachtung finden und man mit Hilfe von Eisbeutelauflagen oder leistungssteigernden Präparaten krampfhaft versucht, die Grenzen der eigenen Leistungsfähigkeit zu überschreiten, werden die wahren Sachverhalte verzerrt. Dies spiegelt der Körper wider. Nimmt man auch diese Hinweise nicht wahr, sind mechanische Verletzungen die letzte Möglichkeit des Körpers, auf dieses Mißverhältnis aufmerksam zu machen.

Das können Sie tun

Hinweis: Hören Sie auf ihren Körper und versuchen Sie nicht, die natürliche Leistungsgrenze mit Gewalt zu sprengen. Nur durch regelmäßige körperliche Betätigung und gezieltes Aufbautraining kann die Leistungsfähigkeit kontinuierlich gesteigert werden.

Massieren Sie die schmerzenden Muskelpartien gut mit Johanniskrautöl. Zusätzlich gibt es eine Vielzahl pflanzlicher Präparate wie Arnika, Kampfer, Roßkastanie, Eukalyptus oder Rosmarin, die durchblutungsfördernd und schmerzlindernd wirken.

Wadenkrämpfe lassen sich durch leichte Dehnübungen beheben. Ziehen Sie dazu die Zehen bei ausgestrecktem Fuß sanft zu sich heran. So entspannt sich der verkrampfte Muskel.

Neuralgie

Schmerzen, die sich ohne erkennbare Ursache im Ausbreitungsgebiet bestimmter Nervenbahnen bemerkbar machen, nennt man Neuralgien oder schlicht Nervenschmerzen. Sie haben meist einen reißenden oder ziehenden Charakter. Die bekannteste Form ist die Trigeminusneuralgie und der bereits erwähnte Hexenschuß. Bei der

Trigeminusneuralgie bekommen es die Betroffenen mit unerträglichen Schmerzen zu tun, die es nicht mehr zulassen, die Fassung (das Gesicht) zu wahren. Und so äußert sich die Wahrheit über den Umweg Schmerz. Jetzt zeigt sich, daß sich hinter der intakt anmutenden Fassade zum Himmel schreiende Widersprüche verborgen sind. Die nicht gelebten Aggressionen verschaffen sich Ausdruck und richten sich in der Schmerzattacke gegen Sie selbst. Wer im täglichen Leben nicht den Mut hat, seine Aggressionen zu zeigen (um sein Gesicht zu wahren) und mit der Faust auf den Tisch zu schlagen, braucht sich über solch folgenschwere Rückschläge nicht zu wundern. Er bezieht seine Prügel vom Körper, bis sich seine gute Miene zum bösen Spiel endgültig verzerrt.

Das können Sie tun

Hinweis: Die ungelebte Aggression ist das zentrale Thema der Neuralgie. Ergründen Sie zusammen mit Ihren guten Freunden die Situationen des Lebens, auf die Sie so gerne mit aller Macht »einschlagen« würden.

Welche Konsequenzen hätten Sie dabei zu befürchten, und was würde sich in Ihrem Leben ändern, wenn Sie einmal ihre Maske (hinter der Sie sich verstecken) abnehmen würden.

Bereiten Sie sich eine schmerzlindernde Pflanzenölmischung. Geben Sie jeweils zehn Tropfen Johanniskrautöl, Fenchelöl, Rosenöl und Lavendelöl in ein kleines Fläschchen. Schütteln Sie diese Öle gut, und massieren Sie dann mit dieser Mischung die schmerzenden Regionen.

Die kurmäßige Einnahme von Teufelskrallen- und Johanniskrauttee leistet gute Dienste bei akuten Schmerzzuständen.

Nervenverletzungen

Bei offensichtlichen Verletzungen der Nervenfasern liegt eine ähnliche Problematik wie bei den Neuralgien vor. Der Unterschied besteht jedoch darin, daß hier die Aggression bereits in Form von mechanischen Verletzungen in das Bewußtsein geholt wurde. Diese Beschwerden sind offensichtlich und meist eine direkte Antwort auf Versäumnisse oder Unterlassungen. Der Hinweis zur Heilung steckt auch hier in der Körperstelle der Verletzung (Kopf, Hand, Fuß) und in der Art der damit verbundenen körperlichen Behinderung.

Das können Sie tun

Siehe Neuralgie

Nervosität

Nervosität zeigt immer eine Reizüberflutung im Leben des Betroffenen an. So verwundert es nicht, daß diese Beschwerden auch bei Kindern und Jugendlichen zunehmen. Unsere Gesellschaft läßt wirklich nichts unversucht, den Menschen zu jeder Tages- und Nachtzeit mit neuen Reizen zu überfluten. Symptomatisch dafür steht die stark veränderte und ständig expandierende Medienlandschaft. Bemühten sich vor einigen Jahren lediglich drei bis fünf TV-Sender um die Zuschauer, kämpfen heute bis zu 50 Sender Tag und Nacht um diese Zielgruppe. Wen wundert es da, daß bei vielen Menschen die Nerven blank liegen. Wohl dem, der sich diese oder ähnliche Angriffe auf seinen Seelenfrieden erfolgreich vom Hals halten kann. Aber selbst dann bleibt der Alltag noch ein Nervenkrieg. Der morgendliche Stau oder das Gedränge in der U-Bahn, Lärm, Luftverschmutzung, Ter-

mine, Verabredungen, Freizeitvergnügen und noch vieles mehr überlasten uns völlig. Die Nerven müßten schon die Strapazierfähigkeit von Drahtseilen haben, wenn einem der Gaul dabei nicht durchgehen sollte.
Natürlich können wir uns nicht in eine andere reizarme Welt versetzen, aber erst, wenn wir erkennen, worunter wir leiden, sind wir in der Lage, die Situation in allen Teilbereichen für uns selbst zu verbessern und so einen ruhigeren und entspannteren Alltag zu erleben.

Das können Sie tun
Schalten Sie den Nervenkiller Nummer eins, den Fernseher, nur an, um vorher ausgewählte Sendungen zu sehen. Legen Sie sich selbst ein Zeitlimit fest. Achten Sie darauf, daß Sie sich mindestens einmal am Tag 15 bis 30 Minuten so wie die berühmten drei Affen verhalten: nicht hören, nicht sehen, nicht sprechen. Denken beziehungsweise meditieren ist während dieser Zeit jedoch nicht verboten – eher erwünscht.
Baldrian und Johanniskraut ergeben eine vorzügliche Teemischung, die Sie in die verdiente Abendruhe geleitet. Den Tee bereiten Sie wie folgt zu: Lassen Sie einen Teelöffel Baldrianwurzel in einem Viertelliter Wasser etwa zehn Minuten köcheln. Schalten Sie die Wärmequelle ab, und geben Sie nun einen Teelöffel Johanniskraut dazu. Fünf Minuten ziehenlassen, abseihen und heiß trinken.

Prostataerkrankungen

Von einer krankhaften Vergrößerungen der Vorsteherdrüse werden hauptsächlich Männer in reiferem Alter betroffen. Und hier finden sich schon erste Hinweise darauf, woran es den betreffenden Personen mangelt – an Reife. Heranreifen oder reif werden ist eben nicht gleichbedeutend mit alt werden. Vielmehr setzt Reife einen natürlichen Entwicklungsprozeß nach einem bestimmten Muster voraus. So wie die Entwicklung des Menschen vom Säugling zum Greis einem biologischen Entwicklungsplan unterliegt, so fordert das Leben von der Menschheit ebenfalls eine planmäßige Entwicklung im geistigen Bereich. Prostatabeschwerden entstehen durch eine Vergrößerung der Vorsteherdrüse, die der Harnröhre langsam, aber sicher den Hahn abdreht. Das führt dazu, daß der Harnstrahl zu einem kümmerlichen Rinnsal verkommt. Die im Harnstrahl symbolisierte Manneskraft geht verloren, und es wird immer schwerer, auf andere »zu pissen« oder sie »naß zu machen«. Zu gerne rühmen sich jedoch Männer dieser aggressiven Eigenschaften. Reif werden heißt nun aber auch, den Sinn einer Sache zu erkennen. Das bedeutet, die Einsicht zu gewinnen, daß nicht die Ausstrahlung die gereifte Persönlichkeit ausmacht, sondern die Erkenntnis. Wer sich dem Erkenntnisprozeß widersetzt, bekommt diesen Mangel in Form des gesundheitlichen Beschwerdebildes geliefert. Die Aufgabe der Prostata besteht eigentlich darin, die Gleitflüssigkeit, die für den Geschlechtsakt notwendig ist, zu produzieren.

Alle Körperflüssigkeiten haben aber mit dem weiblichen Pol in uns zu tun. Je mehr ein Mann diesen Pol verneint und je mehr ein Mann sich weigert, die weibliche Seite zu leben, um so stärker wird der Druck in der Prostata, was zu einer kontinuierlichen Vergrößerung und allmählichen Erdrosselung der Harnleiter führt. Die Aussöhnung mit dem weiblichen Pol (der unter anderem mit den Themen Demut und Hingabe verbunden ist) ist also das zentrale Thema dieser Erkrankung.

Das können Sie tun
Hinweis: Die einfachste Art, einer Vergrößerung der Prostata vorzubeugen, besteht in einer kontinuierlichen Entleerung der Prostataflüssigkeit. Mit anderen Worten: regelmäßige sexuelle Betätigung oder die Hinwendung zum Weiblichen. Durch die Einnahme von Johanniskraut wird der dunkle, nicht gelebte Pol der Weiblichkeit mit Licht versorgt.
Zusätzlich hat Johanniskraut zusammenziehende Eigenschaften, von denen auch die Prostata profitiert.

Quetschungen

Mechanische Verletzungen der Haut und des Bindegewebes führen eine partielle Einschränkung der körperlichen Funktionsfähigkeit herbei. Die Körperstelle der Verletzung und die Art der Behinderung zeigen, was dem Betroffenen fehlt.

Das können Sie tun
Das Einreiben mit Johanniskrautöl sorgt für eine verbesserte Durchblutung des betroffenen Gewebes und ermöglicht so eine schnellere Entschlackung und Regenierung der verletzen Körperpartien. Das Auftragen von Arnikatinktur oder Ringelblumensalbe greift unterstützend in den Heilungsprozeß ein.

☞ Am Anfang kann die Quetschung mit Eis gekühlt werden, um das weitere Anschwellen zu verhindern. Der Heilungsprozeß wird durch abwechselnd kalte und warme Wassergüsse zusätzlich beschleunigt.

Rheumatische Schmerzen
Rheumatische Schmerzen zeichnen sich durch Beschwerden am Bewegungsapparat aus, denen eine fließender, reißender oder ziehender Charakter innewohnt. Da Schmerzen immer Ausdruck von Energie oder besser gesagt von nicht gelebten Aggressionen sind, finden wir in der Symptomatik genau die Hinweise, die uns fehlen. Wenn zum Beispiel ziehende Schmerzen von den Schultern kommend in Arme und Hände einschießen, legt dies unsere Handlungsfähigkeit oder -bereitschaft lahm. Es schmerzt, wenn wir nach etwas greifen oder eine bestimmte Handlung ausführen wollen. Und so werden wir zum Innehalten gezwungen. Der Fluß unserer Aktivitäten wird nun unterbrochen. Vielerorts betrachtet man das Leben bildlich als »Fluß«. Wird jedoch ein Fluß in seiner natürlichen Fließgeschwindigkeit behindert, treten Strudel, Wirbel und starke Strömungen auf, die schließlich alles in die Tiefe reißen. Nicht anders verhält es sich mit dem Leben. Auch hier gibt es immer wieder Hindernisse zu umschiffen, und Strömungen reißen uns mit. Diese Art des abenteuerlichen Lebens ist jedoch nicht jedermanns Sache. Normalerweise liegt unser Bestreben darin, in ruhigen Gewässern zu bleiben. Wenn wir also nicht bereit sind, uns vom Leben mitreißen und uns im Fluß des Lebens treiben zu lassen, sondern ständig versuchen, die Wogen zu glätten, sucht unser Körper nach anderen Möglichkeiten, uns mit den hinreißenden Facetten des Lebens vertraut zu machen.

Das können Sie tun
Hinweis: Versuchen Sie nicht, das Abenteuer Leben zu verhindern. Lassen Sie sich hin und wieder von den ungewöhnlichen oder schönen Dingen hinreißen. Das Leben ist keine Autobahn, auf der es

immer nur geradeaus geht. Lauschen Sie nach innen, und haben Sie auch mal den Mut, neue Pfade zu beschreiten.
Die kurmäßige Einnahme von Teufelskrallen- und Johanniskrauttee kann gute Dienste bei akuten Schmerzzuständen leisten. Den Tee bereiten Sie wie folgt zu: Zwei Teelöffel Teufelskralle mit einem halben Liter kochendem Wasser übergießen und über Nacht bei Raumtemperatur ziehenlassen und abseihen. Den Teufelskrallentee mischen Sie dann zu gleichen Teilen mit dem frisch zubereiteten Johanniskrauttee (ein Teelöffel für eine Tasse). Trinken Sie den Tee über mehrere Wochen zwei- bis dreimal täglich.
Johanniskrautöl kann dazu beitragen, die Schmerzattacken zu lindern. Morgens und abends etwas Öl auf die betroffenen Körperpartien aufträufeln und sanft kreisend einmassieren.

Schlaflosigkeit
Neben Kopfschmerzen gehören Schlafstörungen zu den häufigsten Krankheiten unserer zivilisierten Welt. Warum dies so ist, liegt auf der Hand. Der Schlaf, oftmals auch als kleiner Bruder des Todes bezeichnet, verlangt dem Menschen genau das ab, womit er die meisten Probleme hat – Hingabe und Passivität. Je aktiver man versucht zu schlafen, um so sicherer kann man mit Schlafstörungen rechnen. So freut sich die Pharmaindustrie über steigende Umsätze bei Schlaftabletten, und die Menschheit vermeidet es weiterhin, sich mit dem zentralen Thema Tod und Hingabe auseinanderzusetzen. Dabei ist der Schlaf doch nur das Eintauchen in eine andere Realität, in eine andere Wirklichkeit. Ein Mönch träumte, er sei ein Schmetterling, der von Blume zu Blume fliegt. Da wachte er auf, und er wußte nicht mehr, ob

er träumte, ein Schmetterling zu sein, oder ob der Schmetterling jetzt träumte, ein schlafender Mönch zu sein. Was ist Wirklichkeit, und was ist Traum? Im jeweiligen Zustand erleben wir diesen immer als real, gleichgültig ob wir träumen oder wach sind. Da der Schlaf und der damit einhergehende Traum nicht gerade dazu beitragen, die Realität unseres Tagesbewußtseins zu untermauern, müssen wir uns über das Phänomen Schlaflosigkeit nicht wundern. Unsere Gesellschaft haftet zu sehr an dem Glauben, daß die eine Welt real und die andere nur ein Traum sei. Und selbst beim Einschlafen halten wir mit aller Kraft an den Ereignissen des Tages fest. Wir wollen das Geschehene nicht loslassen und uns schon gar nicht in eine ungewisse Zukunft ergeben. Doch ein erholsamer und ungestörter Schlaf ist von größter Wichtigkeit für unser gesamtes Wohlbefinden. Der Schlaf sinkt aber nur dann auf uns hernieder, wenn wir unsere Gedanken zur Ruhe kommen lassen. Gelingt dies nicht, können altbewährte Tricks dabei helfen, Langeweile in die Welt der Gedanken zu verströmen. Der Effekt beim Schäfchenzählen bringt genügend Monotonie mit sich, so daß sich das Tagesbewußtsein von dieser einschläfernden Tätigkeit gerne verabschiedet und dem Schlaf seinen Platz einräumt.

Das können Sie tun

Hinweis: Einschlafstörungen gehen mit der Angst vor dem Unbekannten einher. Wir können den Vorgang des Einschlafens nicht beobachten, und wir wissen auch nicht, wo sich unser Bewußtsein während dieser Zeit befindet. Wer Vertrauen ins Leben hat, hat auch Vertrauen in den Schlaf. Fehlt dieses Vertrauen, sollten Sie ihren Verstand mit langweiligen und monotonen Aufgaben füttern. Vermeiden Sie in jedem Fall die Einnahme von Schlaftabletten, da sie keinen gesunden Schlaf bringen und darüber hinaus das natürliche Schlafverhalten auf lange Sicht verschlechtern. Johanniskrautpräparate dagegen wirken ausgleichend und beruhigend

☞ Monotone Gedankenarbeit wie das Schäfchenzählen, das Wiederholen von Mantras oder die Konzentration auf den Atem wirken beruhigend und einschläfernd.

Schwindel

Siehe Kreislaufstörungen

Streß

Von psychischem Streß spricht man, wenn Menschen unter übermäßig starkem Druck leiden und die Ereignisse ungebremst auf sie hereinbrechen. So gesehen ist Streß ein äußerst subjektives Geschehen. Was den einen unter Druck setzt und streßt, läßt den anderen völlig kalt.

Jeder Mensch hat seine individuelle Grenze, an der er die auf ihn hereinbrechenden Reize als Streß wahrnimmt. Daher ist Streß keine klar definierbare Erkrankung, sondern ein von subjektiven Empfindungen abhängiges Beschwerdebild, das die persönliche Situation widerspiegelt. Druck entsteht aber nur dann, wenn die schützenden Grenzen nicht stark genug sind, den auf sie eindringenden Reizen Einhalt zu gebieten. So sind besonders nachgiebige Menschen streßgefährdet, da sie sich und ihren Mitmenschen keine festen Grenzen setzen können.

Das können Sie tun

Hinweis: Das Finden der eigenen Grenzen ist der erste Schritt zur Vermeidung von Streß. Der zweite besteht darin, die anderen davon in Kenntnis zu setzen. Viele Menschen wissen gar nicht, was sie sich zumuten können und was nicht. Überlegen Sie sich daher rechtzeitig, wieviel Energie und Zeit Sie für die Bewältigung verschiedenster Aufgaben benötigen.
Eine Teemischung zu gleichen Teilen aus Hopfen, Lavendel und Johanniskraut beruhigt und stärkt die Nerven. Trinken sie dreimal täglich eine Tasse Tee und das vier bis sechs Wochen lang.

Legen Sie gezielte Ruhepausen ein, in denen Sie für niemanden zu sprechen sind.

Verbrennungen

Siehe Brandwunden

Verrenkungen/Verstauchungen

Siehe Muskelschmerzen

Wechseljahrbeschwerden

Wechseljahrbeschwerden treten bei Frauen meist ab dem 40. Lebensjahr auf. Zu diesem Zeitpunkt sollen die Eierstöcke der Frauen angeblich ihre Schuldigkeit getan haben (was absolut nicht zwingend ist) und ihren Dienst allmählich verweigern. Aber das Zwischenhirn

scheint von dieser Arbeitsverweigerung nicht gerade erfreut zu sein, so daß es über die Hypophyse in Form einer vermehrten Hormonproduktion die Parole zum Weiterarbeiten ausgibt. Wenn Frauen selbst der Meinung sind, mit 40 oder 50 Jahren tatsächlich zum alten Eisen zu gehören, geben sie diese Information unbewußt an die Eierstöcke weiter, die dieser Information bereitwillig Glauben schenken. Der Körper will sich diesem Komplott jedoch nicht unterwerfen. Er fordert sein Recht ein, indem er die Frau in Wallung versetzt, das Herz zum Rasen bringt, und ihr so einheizt, daß ihr der Schweiß über den ganzen Körper strömt.
Die Antwort des Körpers liest sich wie das Tagebuch eines Teenagers, der zum erstenmal die Liebe kennengelernt hat. Glauben Sie nicht alles, was man ihnen einreden will. Entdecken Sie ihr Verlangen nach Sexualität, und spielen Sie nicht Verstecken. Der Körper sagt doch nur zu deutlich, nach was er sich sehnt – er möchte in Wallung geraten und ein Herz jagen.

Das können Sie tun
Nehmen Sie sich täglich 15 Minuten Zeit für ihre Weiblichkeit. Erlauben Sie sich, Frau zu sein, und geben Sie der Frau im Spiegel einen Ruck, sich zu ihren Bedürfnissen nach Liebe und Sexualität zu bekennen. Wo ein Wille ist, da ist auch ein Weg.

☞ Nehmen Sie nach Möglichkeit keine Hormone, um ihren Hormonhaushalt wieder ins Gleichgewicht zu bringen.

Zerrungen
Siehe Muskelschmerzen

VIII. Schön mit Johanniskraut: Kosmetik und Körperpflege

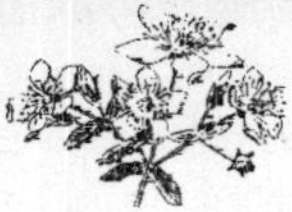

Gesichtsdampfbad

Daß Johanniskraut eine besondere Pflanze ist, dürfte bereits mehr als deutlich geworden sein. Aber damit noch nicht genug: Auch zur Körperpflege und für kosmetische Zwecke haben sich unterschiedliche Zubereitungsformen des Johanniskrauts bewährt. So sorgt beispielsweise das Gesichtsdampfbad für eine frische, straffe und reine Haut. Geben Sie für ein Dampfbad drei Eßlöffel Johanniskraut in eine große Schüssel. Übergießen Sie die Kräuter mit einem Liter kochendem Wasser. Nehmen Sie nun ein Handtuch und bedecken Sie damit ihren Kopf und das Gefäß. Die aufsteigenden Dämpfe bringen das ätherische Öl direkt in die Poren der Haut. Eine anschließende kalte Gesichtsdusche fördert zusätzlich die Durchblutung und sorgt so für einen besseren Abtransport der Schlacken- und Abfallstoffe.

Wattebauschreinigung

Sie können die Wirkstoffe des Johanniskrauts aber auch direkt mit einem Wattebausch auf die Haut auftragen. Dazu eignet sich sowohl die Tinktur als auch das Öl. In beiden Zubereitungsformen sind kosmetisch wirksame und reinigende Substanzen enthalten, die darüber hinaus noch desinfizierend und entzündungshemmend wirken. Da Johanniskrautöl die Lichtverwertung fördert, ist lediglich darauf zu achten, daß Sie sich nach einer entsprechenden Behandlung nicht für längere Zeit dem direkten Sonnenlicht aussetzen, da die Gefahr des Sonnenbrands drastisch steigt.

Gesichtsmaske

Johanniskraut kann in Verbindung mit Heilerde auch als Gesichtsmaske angewendet werden. Diese Kombination eignet sich besonders bei stark strapazierter oder entzündeter Haut. Auch Pickel und Eiterbeulen sprechen gut auf eine Heilerde-Johanniskrautkombination an. Die Mischung bereiten Sie folgendermaßen zu: Nehmen Sie fünf Eßlöffel Johanniskraut, geben Sie diese in ein feuerfestes Gefäß, und gießen Sie einen Viertelliter Wasser dazu. Lassen Sie diese Mischung kurz aufkochen (mit Deckel, damit die ätherischen Öle nicht entweichen), und warten Sie, bis der Sud auf ungefähr 40 Grad Celsius abgekühlt ist. Geben Sie unter ständigem Rühren soviel Heilerde dazu, bis Sie einen dicken, zähflüssigen Brei erhalten. Jetzt können Sie den gesamten Brei im Gesicht auftragen. Lassen Sie die Maske etwa 30 Minuten wirken, und waschen Sie sie anschließend mit warmen Wasser ab. Eine kalte Gesichtsdusche bringt zusätzliche Frische ins Gesicht.

IX. Die kleine Hausapotheke

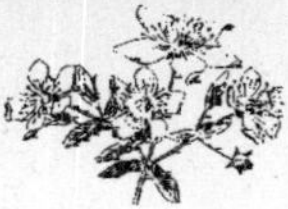

Für die vielen kleineren Wehwehchen des Alltags und für Notfälle möchte ich im Abschluß noch auf einige hilfreiche Pflanzen verweisen, die Sie entweder als getrocknetes Kraut für die Teezubereitung, als ätherisches Öl oder als Tinktur daheim haben sollten. Sämtliche Pflanzenpräparate lassen sich nach Belieben miteinander kombinieren. Aber hier gilt nicht das Motto »viel hilft viel«, man sollte sich vielmehr geduldig und Schritt für Schritt an die Heilkräfte der Natur herantasten.

Arnika
Äußerliche Anwendung in Form eines Umschlags oder als Salbe aufgetragen; bei Sportverletzungen wie Prellungen, Blutergüssen und Zerrungen.

Baldrianwurzel
Innerliche Anwendung in Form eines Tees; zur Beruhigung und bei Schlafstörungen.

Brennessel
Innerliche Anwendung in Form eines Tees; blutreinigend, blutbildend und entwässernd.

Efeublätter
Innerliche Anwendung als Tees; bei Erkrankungen der Atemwege.

Fenchelsamen
Innerliche Anwendung in Form eines Tees; blähungshemmend und krampflösend; unterstützt die Muttermilchbildung; schleimlösend bei Husten und Schnupfen.

Hafer
Innerliche Anwendung in Form einer Tinktur; bei Erschöpfungszuständen, wirkt beruhigend und stärkend.

Holunder
Innerliche Anwendung in Form eines Tees; bei Erkältung, Grippe und Rheumatismus.

Holundersaft
Innerliche Anwendung; bei Trigeminusneuralgie und schmerzenden Hämorrhoiden.

Hopfen
Innerliche Anwendung in Form eines Tees; sanft beruhigend, schlaffördernd besonders bei Einschlafstörungen und magenstärkend (hoher Bitterstoffgehalt).

Isländisch Moos
Innerliche Anwendung in Form eines Tees oder äußerliche Anwendung in Form eines ätherischen Öls in der Duftlampe.

Johanniskraut
Siehe Beschwerden von A bis Z

Kamille
Innerliche Anwendung in Form eines Tees; bei Störungen im Magen-Darm-Bereich; bei Entzündungen, Reizungen, Krämpfen, Menstruationsbeschwerden und Migräne; äußerliche Anwendung zur Unterstützung der Wundheilung.

Kümmel
Innerliche Anwendung in Form eines Tees bei Störungen im Magen-Darm-Bereich.

Kürbissamen
Innerliche Anwendung in Form eines Tees; bei Beschwerden beim Wasserlassen.

Lavendel
Innerliche Anwendung in Form eines Tees; bei Nervosität und Migräne; äußerliche Anwendung bei Prellungen und Verstauchungen.

Lindenblüten
Innerliche Anwendung in Form eines Tees; bei Erkältungen und Schlafstörungen.

Malve
Innerliche Anwendung in Form eines Tees; bei Kopfschmerzen, Schläfrigkeit, Nierenbeschwerden und Blutergüssen; äußerliche

Anwendung in Form eines Gurgelwassers bei Husten und Entzündungen im Mund- und Rachenbereich.

Melisse
Innerliche Anwendung in Form eines Tees; bei nervösen Einschlafstörungen, Alpträumen, nervösen Magen- und Darmbeschwerden.

Pfefferminze
Innerliche Anwendung in Form eines Tees; schmerzstillend, krampflösend und regulierend bei Darm-, Leber- und Galleleiden.

Ringelblume
Innerliche Anwendung in Form eines Tees; bei Darmstörungen, Leberbeschwerden und zur Entwässerung sowie bei krampfartigen Verdauungsproblemen; äußerliche Anwendung in Form einer Tinktur oder Salbe; bei Schlangenbissen und Insektenstichen.

Rosmarin
Innerliche Anwendung in Form eines Tees oder als Gewürz; bei Rheuma, Nerven-, Muskel- sowie Menstruationsschmerzen.

Salbei
Innerliche Anwendung in Form eines extra starken Teeaufgusses als Mund- und Gurgelwasser; bei Zahnfleisch-, Rachen- und Halsentzündungen. *Achtung: Nach dem Gurgeln den Aufguß ausspucken!*

Sonnenhut
Innerlich in Form eines Tees; zur Immunstärkung.

Spitzwegerich
Innerliche Anwendung in Form eines Tees; entzündungshemmend und desinfizierend (Antibiotikum der Naturheilkunde), bei Schnupfen und anderen Erkältungssymptomen.

Südafrikanische Teufelskralle
Innerliche Anwendung in Form eines Tees; bei Verschleißerscheinungen im Bewegungsapparat.

Thymian
Innerliche Anwendung als Gewürz oder als ätherisches Öl; appetitanregend, schleimlösend, desinfizierend und hustenstillend.

Der Autor:

Josef Neumayer ist Heilpraktiker und freier Wissenschaftsjournalist. Das zentrale Thema seiner Arbeit ist die Darstellung der holistischen (ganzheitlichen) Medizin.

Weitere Bücher des Autors:

Homöopathie richtig anwenden. Berlin 1996.

Das Krebshandbuch. Burgrain 1995.